全国中等医药卫生职业教育"十二五"规划教材

遗传与优生学基础

（供护理、助产、药剂、农村医学等专业用）

主　编　李　弋（南阳医学高等专科学校）

副主编　田廷科（濮阳市卫生学校）

　　　　杭　琦（内蒙古自治区人民医院附属卫生学校）

编　委　（以姓氏笔画为序）

　　　　王淑芳（丹江市卫生学校）

　　　　左　宇（四川中医药高等专科学校）

　　　　武　新（南阳医学高等专科学校）

　　　　宗月香（大同市卫生学校）

　　　　赵文忠（郑州市卫生学校）

中国中医药出版社

·北　京·

图书在版编目（CIP）数据

遗传与优生学基础/李戈主编 . —北京：中国中医药出版社，2013.8 (2016.2重印)
全国中等医药卫生职业教育"十二五"规划教材
ISBN 978 - 7 - 5132 - 1488 - 9

Ⅰ . ①遗…　Ⅱ . ①李…　Ⅲ . ①医学遗传学 – 中等专业学校 – 教材　②优生学 – 中等
专业学校 – 教材　Ⅳ . ①R394②R169.1

中国版本图书馆 CIP 数据核字（2013）第 129129 号

中 国 中 医 药 出 版 社 出 版
北京市朝阳区北三环东路 28 号易亨大厦 16 层
邮政编码　100013
传真　010 64405750
廊坊市三友印刷装订有限公司
各地新华书店经销

*

开本 787 × 1092　1/16　印张 10　字数 224 千字
2013 年 8 月第 1 版　2016 年 2 月第 2 次印刷
书　号　ISBN 978 - 7 - 5132 - 1488 - 9

*

定价　25.00 元
网址　www.cptcm.com

前 言

"全国中等医药卫生职业教育'十二五'规划教材"由中国职业技术教育学会教材工作委员会中等医药卫生职业教育教材建设研究会组织，全国120余所高等和中等医药卫生院校及相关医院、医药企业联合编写，中国中医药出版社出版。主要供全国中等医药卫生职业学校护理、助产、药剂、医学检验技术、口腔修复工艺专业使用。

《国家中长期教育改革和发展规划纲要（2010－2020年）》中明确提出，要大力发展职业教育，并将职业教育纳入经济社会发展和产业发展规划，使之成为推动经济发展、促进就业、改善民生、解决"三农"问题的重要途径。中等职业教育旨在满足社会对高素质劳动者和技能型人才的需求，其教材是教学的依据，在人才培养上具有举足轻重的作用。为了更好地适应我国医药卫生体制改革，适应中等医药卫生职业教育的教学发展和需求，体现国家对中等职业教育的最新教学要求，突出中等医药卫生职业教育的特色，中国职业技术教育学会教材工作委员会中等医药卫生职业教育教材建设研究会精心组织并完成了系列教材的建设工作。

本系列教材采用了"政府指导、学会主办、院校联办、出版社协办"的建设机制。2011年，在教育部宏观指导下，成立了中国职业技术教育学会教材工作委员会中等医药卫生职业教育教材建设研究会，将办公室设在中国中医药出版社，于同年即开展了系列规划教材的规划、组织工作。通过广泛调研、全国范围内主编遴选，历时近2年的时间，经过主编会议、全体编委会议、定稿会议，在700多位编者的共同努力下，完成了5个专业61本规划教材的编写工作。

本系列教材具有以下特点：

1. 以学生为中心，强调以就业为导向、以能力为本位、以岗位需求为标准的原则，按照技能型、服务型高素质劳动者的培养目标进行编写，体现"工学结合"的人才培养模式。

2. 教材内容充分体现中等医药卫生职业教育的特色，以教育部新的教学指导意见为纲领，注重针对性、适用性以及实用性，贴近学生、贴近岗位、贴近社会，符合中职教学实际。

3. 强化质量意识、精品意识，从教材内容结构、知识点、规范化、标准化、编写技巧、语言文字等方面加以改革，具备"精品教材"特质。

4. 教材内容与教学大纲一致，教材内容涵盖资格考试全部内容及所有考试要求的知识点，注重满足学生获得"双证书"及相关工作岗位需求，以利于学生就业，突出中等医药卫生职业教育的要求。

5. 创新教材呈现形式，图文并茂，版式设计新颖、活泼，符合中职学生认知规律及特点，以利于增强学习兴趣。

6. 配有相应的教学大纲，指导教与学，相关内容可在中国中医药出版社网站

（www. cptcm. com）上进行下载。本系列教材在编写过程中得到了教育部、中国职业技术教育学会教材工作委员会有关领导以及各院校的大力支持和高度关注，我们衷心希望本系列规划教材能在相关课程的教学中发挥积极的作用，通过教学实践的检验不断改进和完善。敬请各教学单位、教学人员以及广大学生多提宝贵意见，以便再版时予以修正，使教材质量不断提升。

中等医药卫生职业教育教材建设研究会
中国中医药出版社
2013 年 7 月

编写说明

根据教育部、原卫生部对中等卫生职业教育培养目标的总体要求和护理、助产、药剂、农村医学等专业人才的规格标准，坚持"以就业为导向，以能力为本位，以发展技能为核心"的原则，在内容的设置上以"必需为准，够用为度"，培养学生在临床岗位中所需的遗传与优生学的基本理论、基本知识和基本技能。本教材是为中等卫生职业学校护理、助产、药剂、农村医学等专业的学生编写的。

基于上述指导思想，编写时既重视学生的理论知识又注重理论联系实际，尤其是实际应用能力。按照初中起点学生的认知水平和学习能力特点，力求语言文字通俗易懂、简单明了、深入浅出，突出教材的思想性、科学性、先进性、实用性和创新性。

本教材在编写体例上，每章列有知识要点，便于学生明确学习目标；文中设有课堂互动，提出教材中没有现成答案的临床问题，引导学生加强思考，培养学生的思辨能力和利用书上的知识创造性地解决实际问题的能力。

本教材由具有丰富教学和实践经验的一线教师编写，具体分工是：第一章由李弋编写，第二章由杭琦编写，第三章由王淑芳编写，第四章由宗月香编写，第五章由左宇编写，第六章由武新编写，第七章由田廷科和赵文忠编写。

在编写过程中汲取了很多相关教材和专著的研究成果，同时得到了各参编学校和中医药出版社的大力支持，在此表示衷心的感谢。

由于编者学识有限，书中不免有不妥和疏漏之处，敬请广大师生和读者提出宝贵意见。

《遗传与优生学基础》编委会

2013 年 5 月

目　录

第一章　绪论

第一节　医学遗传学和优生学的概念
　…………………………………… 1
　一、医学遗传学 ……………………… 1
　二、优生学 ……………………………… 2
第二节　医学遗传学和优生学的发展
　…………………………………… 2
第三节　学习遗传与优生学的意义
　…………………………………… 4

第二章　遗传的细胞学基础

第一节　细胞的基本结构 …………… 6
　一、细胞膜 ……………………………… 6
　二、细胞质 ……………………………… 7
　三、细胞核 ……………………………… 8
第二节　染色质与染色体 …………… 11
　一、染色质与染色体的关系 …… 11
　二、人类染色体 ……………………… 12
　三、性染色质 ………………………… 16
第三节　细胞增殖与分裂 …………… 18
　一、细胞增殖周期 ………………… 18
　二、有丝分裂 ………………………… 19
　三、减数分裂 ………………………… 21
　四、配子发生与性别决定 ……… 23

第三章　遗传的分子基础

第一节　核酸的结构与功能 ……… 28
　一、DNA 的化学组成、分子结构和

功能 ……………………………… 28
　二、RNA 的结构与功能 ………… 31
第二节　基因 ………………………… 32
　一、基因的概念 …………………… 32
　二、真核生物基因的结构 ……… 33
　三、基因的表达 …………………… 33
第三节　基因突变 …………………… 36
　一、基因突变的概念 ……………… 36
　二、基因突变的诱发因素 ……… 36
　三、基因突变的类型 ……………… 37
　四、基因突变产生的后果及其对人
类的影响 ……………………… 38

第四章　遗传的基本规律

第一节　分离定律 …………………… 40
　一、一对相对性状的豌豆杂交实验
　…………………………………… 40
　二、对性状分离现象的解释 …… 41
　三、对性状分离假设的验证 …… 42
　四、分离定律的实质和细胞学基础
　…………………………………… 43
第二节　自由组合定律 …………… 44
　一、两对相对性状的豌豆杂交实验
　…………………………………… 44
　二、对自由组合现象的解释 …… 45
　三、对自由组合假设的验证 …… 46
　四、自由组合定律的实质和细胞学
基础 ……………………………… 47
第三节　连锁与互换定律 ………… 48
　一、完全连锁 ………………………… 48
　二、不完全连锁 …………………… 50
　三、连锁与互换定律的细胞学基础
　…………………………………… 51

第五章　遗传性疾病与优生

第一节　遗传病的概念及分类 …… 53
　一、遗传病的概念 ………………… 53
　二、疾病发生中的遗传因素和环境

　　　　因素 …………… 54
　　三、遗传病的分类 ………… 55
第二节　染色体病 …………… 57
　　一、染色体畸变 …………… 57
　　二、常见染色体病 ………… 61
第三节　单基因遗传病 ……… 66
　　一、系谱与系谱分析 ……… 66
　　二、单基因遗传病的遗传方式 … 67
　　三、遗传性代谢缺陷与分子病 … 75
第四节　多基因遗传病 ……… 78
　　一、多基因遗传 …………… 78
　　二、多基因病的遗传 ……… 80
第五节　遗传病的诊断与治疗 … 84
　　一、遗传病的诊断 ………… 84
　　二、遗传病的治疗 ………… 86
第六节　遗传病的预防与遗传咨询
　　　　…………………………… 90
　　一、遗传病的预防 ………… 90
　　二、遗传咨询 ……………… 92

第六章　非遗传因素与优生
第一节　环境因素 …………… 95
　　一、化学因素 ……………… 95
　　二、物理因素 ……………… 96
　　三、生物因素 ……………… 97
第二节　营养因素 …………… 99
　　一、孕前营养 ……………… 99
　　二、孕期营养 ……………… 99
第三节　药物因素 …………… 101
　　一、妊娠期用药与致畸 …… 101
　　二、妊娠期合理用药 ……… 103
第四节　妊娠合并症与并发症 … 104
　　一、妊娠合并症对胎儿的影响
　　　　…………………………… 104
　　二、产科并发症对胎儿的影响
　　　　…………………………… 105

第五节　不良嗜好与情绪 …… 107
　　一、不良嗜好对胎儿的影响 … 107
　　二、不良情绪对胎儿的影响 … 107

第七章　出生缺陷干预与优生
第一节　出生缺陷干预概述 … 109
　　一、出生缺陷的概念 ……… 109
　　二、出生缺陷发生的病因 … 110
　　三、我国出生缺陷发生的现状
　　　　…………………………… 111
　　四、出生缺陷干预 ………… 112
第二节　出生缺陷干预的医学措施
　　　　…………………………… 114
　　一、婚前保健 ……………… 115
　　二、孕前保健 ……………… 115
　　三、孕产期保健 …………… 118
　　四、新生儿保健 …………… 120
　　五、产前筛查 ……………… 120
　　六、产前诊断 ……………… 122
　　七、新生儿疾病筛查 ……… 124
第三节　出生缺陷干预的社会措施
　　　　…………………………… 129
　　一、出生缺陷干预的政策与法规
　　　　…………………………… 129
　　二、出生缺陷预防的健康教育
　　　　…………………………… 133
　　三、出生缺陷干预的组织管理和
　　　　技术服务 ……………… 137

实验指导
实验一　人类染色体非显带核型分析
　　　　…………………………… 140
实验二　遗传病和先天畸形的调查
　　　　…………………………… 142
实验三　优生咨询门诊见习 …… 146

第一章 绪 论

知识要点

医学遗传学、优生学的概念；我国出生缺陷的现状；学习遗传与优生学的意义。

每个家庭都希望生一个健康、聪明的孩子，每个民族、每个国家都期望自己的后代是健壮的、聪慧的。这关乎着家庭的幸福、民族的兴旺、国家的昌盛。如何才能实现这一梦想呢？这就需要用到遗传学和优生学的理论知识和技术。

第一节 医学遗传学和优生学的概念

我国古老的谚语说"龙生龙，凤生凤，老鼠生来会打洞"、"种瓜得瓜，种豆得豆"，这体现了先人对遗传现象原始、朴素的认识；又说"一母生九子，连母十不同"，这说明，人们也认识到了生物的子代与亲代之间、子代个体之间存在差异。我们把生物亲代与子代相似的现象称为遗传。遗传使物种保持相对稳定。但亲代与子代之间、子代个体之间又不会完全相同，存在着或多或少的差异，这种差异称为变异。变异可增加生物对环境的适应性，为进化提供选择的素材，是物种多样性的源泉。

一、医学遗传学

遗传学是研究生物遗传与变异的科学。正常性状能够遗传，有些疾病也能遗传，比如常见的白化病、红绿色盲、高血压、糖尿病等，这些疾病究竟是怎样传递给后代的呢？这就是医学遗传学研究的范畴。医学遗传学研究人类疾病与遗传的关系，它要回答的问题是为什么会产生遗传病，它又是如何传递的，其诊断、治疗的方法有哪些？遗传病的预后、再发病风险和预防措施是什么？解决这些问题能控制遗传病在一个家族中的再发生并降低它在人群中的危害。

医学遗传学从分子、细胞、个体、群体等不同水平的各个侧面进行研究，并与医学基础学科和临床学科相结合形成了许多交叉学科，如分子遗传学、群体遗传学、药物遗传学、肿瘤遗传学、行为遗传学等。

知识链接

在线《人类孟德尔遗传》

　　"在线《人类孟德尔遗传》"（OMIM）为"Online Mendelian Inheritance in Man"的简称。由美国 Johns Hopkins 大学医学院 Victor A McKusick 教授主编的《人类孟德尔遗传》（Mendelian Inheritance in Man：Catologs of Human Genes and Genetic Disorders，简称 MIM）一书，是医学遗传学最权威的百科全书和数据库。MIM 包括所有已知的遗传病、遗传决定的性状及其基因，除了简略描述各种疾病的临床特征、诊断、鉴别诊断、治疗与预防外，还提供已知有关致病基因的连锁关系、染色体定位、组成结构和功能、动物模型等资料。自 1987 年起，以在线形式免费供全世界科学家浏览和下载。OMIM 的网址是：http：//www. ncbi. nlm. nih. gov/omim。

　　2013 年 6 月 6 日的统计数据：OMIM 总条目数为 21838 个，其中常染色体遗传条目为 20520 个，X 连锁遗传条目 1194 个，Y 连锁遗传条目 59 个，线粒体遗传条目 65 个。

二、优生学

　　顾名思义，优生学就是择优而生的学问。它是以医学遗传学和医学为基础，研究改善人类遗传素质的学科。优生学包括负优生学和正优生学。负优生学主要研究如何减少有严重遗传病和先天性疾病的个体出生，如禁止近亲结婚、提倡适龄生育、筛查致病基因携带者并对其进行婚姻指导、开展产前诊断等措施，都属于负优生学；正优生学则是研究如何增加有利的基因频率，即让更多更健康、更聪明的孩子出生，如提倡优选生育、人工授精、试管婴儿、人工克隆、重组 DNA 技术等都属于正优生学的措施，但由于涉及许多伦理、道德、法律问题，一些技术的应用，目前在学术界还存在较大的分歧和争议。

第二节　医学遗传学和优生学的发展

　　从医学遗传学和优生学的定义可知，医学遗传学是优生学的理论基础，优生学又是推动医学遗传学发展的原动力。

　　奥地利的孟德尔（Mendel）于 1865 年发表的《植物杂交实验》标志着"遗传学"的诞生。但直到 1900 年，这一工作才被重新认识，并总结为遗传学的"分离定律"和"自由组合定律"。但遗传现象早就为人们所知，如古希腊时，人们认识到某些疾病可在家庭中传递。大约在 1500 年之前，犹太教法典就有对"易出血者"的某些男性家属免除割礼的规定，说明人们已初步认识到了血友病的遗传规律。1814 年，Joseph Adems 出版了《论临床所见疾病的遗传可能性》一书，是近代有关遗传病最早的系统论述，内容涉及先天性疾病、家族性疾病同遗传病之间的差别，遗传病同发病年龄、环境因素、近亲结婚之间的关系等。

1908 年，Garrod 根据对黑尿症的研究结果，作了题为"先天的代谢缺陷"的报告，认识到了遗传因子很可能通过影响特定的代谢步骤而决定性状。1941 年，Beadle 和 Tatum 通过红色链孢霉的生化遗传学分析，提出了"一个基因一种酶"的概念。1952 年，Cori 证实糖原累积病 I 型患者肝细胞中缺乏葡萄糖 – 6 – 磷酸酶；1953 年，Jervis 发现苯丙酮尿症患者缺乏苯丙氨酸羟化酶。这类疾病现在称为遗传性代谢缺陷，这些发现使生化遗传学得到进一步发展。

1910 年，摩尔根（Morgan）用果蝇做实验材料，发现了基因连锁和互换规律，该定律与 Mendel 所发现的两个定律合称为遗传学的三大基本定律，奠定了现代遗传学的基础。

1952 年，徐道觉建立了低渗制片技术，标志着人类染色体研究进入了新的阶段。1956 年，Leven 使用秋水仙碱获得了更多中期分裂相，使得染色体制备技术得到了进一步发展。同年，蒋有兴等人确认了人的体细胞染色体数为 46 条。1970 年，Casperason 等应用特殊的处理技术使每条染色体显示出特征性的带型，不仅能够准确辨认每条染色体，而且能够观察到染色体上的细微变化，是细胞遗传学研究的一个重大突破。

1953 年，Watson 和 Crick 研究了 DNA 的分子结构，提出了 DNA 的双螺旋模型，使人们认识了遗传物质的化学本质，使遗传的研究进入了分子水平，开创了遗传学的新纪元。

1978 年，Kan 第一次将重组 DNA 技术应用于遗传病的研究，直接从 DNA 水平研究遗传性疾病的发病机制，进行遗传病的基因诊断和基因治疗，从而开创了遗传病研究的新里程。DNA 聚合酶链反应（PCR）、分子原位杂交和 DNA 测序等技术的出现和应用，为分子遗传学研究提供了必要的手段。

1990 年，美国启动的人类基因组计划（human genome project，HGP），目的是要从整体上阐明遗传信息的组成和表达。通过基因组多样性、基因组的表达及调控、基因组与环境等研究，揭示人类单基因和多基因遗传病的致病基因或疾病易感基因，探索基因病的诊治方法。从而推动生命科学和医学领域的发展。

1883 年，英国 F. Galton 对人类的智能遗传进行大量研究后，提出了"优生学"的概念，并致力于优生学的研究和宣传，被称为优生学的创始人。在优生学成为一门学科之前，优生思想早已存在，我国春秋战国时期的《左传》中就有"男女同姓，其生不蕃"的记载，已经认识到近亲结婚的后代往往不易存活和繁育。《汉书·冯勒传》中叙述了冯勒的祖父因为自己身材矮小，恐怕后代也像自己，就给儿子娶了一个身材高大的妻子，生出的冯勒，又高又大。说明古代人已懂得采取简单的优生措施了。

古希腊斯巴达人为了保证士兵的战斗力，实行严酷的选择后代的措施，把有先天残疾和身体衰弱的婴儿抛弃到山谷中，保证所有的后代都是健壮的。

F. Galton 创立优生学之后，1900 年，伦敦大学成立了第一个优生学研究所；1907 年，美国 9 个州颁布优生法；1910 年，美国纽约建立优生学纪念馆，成为世界优生学研究中心；当时有 40 多所大学开设了优生学课程，使优生学很快进入了繁荣发展时期。由于 F. Galton 及同时代的其他一些优生学家的局限性和偏见，早期的优生学不免含有伪科学的成分，比如过分地强调智能的遗传性，声称有"高贵"的家族和"卑贱"的家族，其遗传因子决定了后代是聪明还是愚钝、是道德高尚还是犯罪。这种观点被种族主义者所利用，使优生学走入歧途。第二次世界大战期间，德国法西斯主义者打着优生的旗号，残酷地屠杀了 600 多万所谓的"劣质民族"——犹太人和吉普赛人，对国内被指控为不良后代的 25 万人实施强制绝育，这一惨绝人寰的暴行使优生学蒙受了奇耻大辱，一时间人们谈之变色，避而远之，优生学至此，停滞不前。

第二次世界大战后，全世界有正义的优生学家，掀起了对种族主义伪科学的批判，使优生学从人种差别、阶级差别的意识形态中解放出来。20 世纪 50 年代前后，细胞、生化、分子遗传学取得了一系列重大进展。到 70 年代，人们将遗传咨询、产前诊断和选择性流产三者结合起来，形成"新优生学"，标志着优生学在技术上有了全新的发展。

潘光旦先生是我国近代著名的优生学家。他于 20 世纪 20 年代，将西方优生学的理论和研究方法引入中国，在他的倡导下，国内多所高校开设了优生学课程，推动了我国早期的优生运动。新中国成立后，受前苏联的影响，把遗传学和优生学作为伪科学加以全盘否定，视为禁区。党的十一届三中全会以来，我国的优生工作开始走上正轨。1979 年，在第一次全国人类和医学遗传学学术论文报告会上，中国科学院学部委员吴旻教授作了"关于优生学"的专题报告，受到了党和政府的重视，之后国家又陆续颁布了《母婴保健法》、《中国妇女发展纲要》、《中国儿童发展纲要》、《孕产期保健管理办法》、《产前诊断技术管理办法》、《新生儿疾病筛查管理办法》等一系列法规和技术规范，成立了"中国优生科学协会"，大力实施"优生促进工程"。至此，我国的优生学呈现出勃勃生机。

第三节　学习遗传与优生学的意义

随着社会经济的快速发展和医疗服务水平的提高，危害人类的传染性疾病和营养不良所致的疾病逐步得到有效控制，遗传病的病种和群体发病率却不断上升，成为严重威胁人类健康的常见病、多发病。

据研究，出生缺陷与遗传因素有密切关系。出生缺陷病种繁多，目前已知的至少有 8000～10000 种。先天性心脏病、多指（趾）、唇裂伴或不伴腭裂、神经管缺陷、先天性脑积水等 10 类疾病是我国围产儿前 10 位的高发畸形。《中国出生缺陷防治报告》（2012）指出，目前，我国出生缺陷总发生率约为 5.6%，以全国年出生数 1600 万计算，每年新增出生缺陷约 90 万例，其中，出生时临床明显可见的出生缺陷约 25 万例（新增先天性心脏病超过 13 万例，神经管缺陷约 1.8 万例，唇裂和腭裂约 2.3 万例，先天性听力障碍约 3.5 万例，唐氏综合征 2.3 万～2.5 万例，先天性甲状腺功能减低症 7600 多例，苯丙酮尿症 1200 多例）。出生缺陷不但严重影响患儿的生命和生活质量，给家庭带来沉重的精神和经济负担，也是导致我国人口潜在寿命损失的重要原因。

面对每年 90 万个家庭的不幸，作为一名医学生，有必要掌握遗传与优生的基本理论、基本知识和基本技能，为减少患儿的出生、为提高我国的人口素质，作出自己应有的贡献。

第二章　遗传的细胞学基础

■■ 知识要点

真核细胞的超微结构；细胞增殖周期的概念；有丝分裂和减数分裂各期的特点；精子发生和卵子发生过程；染色质和染色体的概念和区别。

人体是由细胞构成的，生物体的遗传、变异及其机制与细胞的结构和功能密切相关。只有了解细胞的结构和功能，才能对遗传信息的传递及遗传病的发生有明确的认识。

第一节　细胞的基本结构

细胞是生物体形态结构和功能活动的基本单位。按照细胞内有无细胞核，可分为原核细胞和真核细胞两大类。绝大多数生物（包括人类）的细胞为真核细胞。在光学显微镜下观察真核细胞，可见其由细胞膜、细胞质和细胞核三部分构成；在电镜下观察，可见细胞各部分的超微结构（图2－1）。

一、细胞膜

细胞膜是包围在细胞质外周的一层薄膜，又称质膜。对细胞膜进行特殊处理后，电镜下可见它是由内外两层深色的致密层和中间一层浅色的疏松层构成，一般把这种"深—浅—深"的三层结构作为一个单位，称为单位膜。细胞内所有的膜均具有单位膜结构，故细胞膜和细胞内所有的膜统称生物膜。

生物膜主要由类脂、蛋白质及少量的糖类构成。细胞膜的分子结构被广泛接受的是液态镶嵌模型，即方向相反的双层类脂分子构成膜的基本骨架，球形的蛋白质分子或深或浅地镶嵌其间，细胞膜上的各种成分是可流动的。

细胞膜是生活细胞的屏障，对细胞的生命活动起保护作用。细胞膜能选择性地进行物质跨膜运输，调控细胞内外离子的电化学平衡及渗透压平衡，维持细胞内环境的相对稳定。细胞膜还与代谢调控、基因表达、细胞识别以及免疫有关，如细胞膜能接受激素、生长因子对细胞的作用。

二、细胞质

　　细胞膜以内、细胞核之外的区域为细胞质。在电镜下观察，可见内有各种细胞器、细胞骨架和细胞质基质（图2－1）。细胞器是指具有一定化学组成和形态结构并表现某些特殊功能的"小器官"，如内质网、高尔基复合体、溶酶体、核糖体、线粒体、中心粒等。

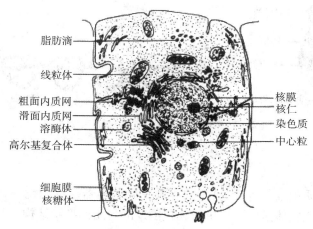

图2－1　电镜下真核细胞结构模式图

（一）内质网

　　内质网是由单位膜围成的一些形状不同的小管、小泡及扁囊状结构，它们相互连接、内腔相互连通，形成一个连续的网状膜系统。

　　根据内质网表面有无核糖体附着，将内质网分为两种类型：粗面内质网和滑面内质网。粗面内质网膜表面附着核糖体。其功能与这些核糖体的功能密切相关，一方面作为附着核糖体的支架，另一方面作为运输蛋白质的通道。滑面内质网表面光滑，具有多种功能，主要参与脂类的合成、糖原的合成与分解、Ca^{2+}的储存与释放和解毒作用等。

（二）高尔基复合体

　　在电镜下，高尔基复合体是由小管、扁平囊、小囊泡和大囊泡组成，而且是各部分不断形成、不断更新的动态结构。它能对囊腔中的物质进行加工、浓缩和包装，此外，还参与糖蛋白的合成与修饰等。

（三）溶酶体

　　溶酶体是由一层单位膜包围着的囊泡状结构，内含50多种酸性水解酶，能将细胞内衰老的细胞器和细胞外的异物消化分解掉，从而对细胞起到保护和防御的作用，因此，被称为"细胞内的消化器官"。

（四）核糖体

核糖体是细胞内合成蛋白质的场所。电镜下，核糖体呈椭圆形颗粒，包括大亚基、小亚基两个单位，但是大、小亚基仅在合成蛋白质时才组装在一起，由 mRNA 串联起来，形成多聚核糖体（图2-2）。

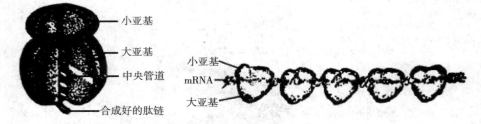

图2-2　核糖体和多聚核糖体结构示意图

（五）线粒体

线粒体是细胞质中唯一含有 DNA 的一种重要细胞器。在光镜下，线粒体呈线状或粒状；在电镜下，线粒体是由两层单位膜包围成的封闭的囊状结构。其内腔中含有蛋白质、酶、DNA、RNA 和核糖体等。

线粒体是有氧呼吸和提供能量的场所，细胞中95%以上的能量均由线粒体提供，称为细胞内的"发电厂"。

线粒体有自己的遗传系统——线粒体 DNA（mtDNA），双链呈闭环状。它还有自己的 DNA 和蛋白质合成体系，因此，线粒体有一定的自主性。

近年来，关于线粒体与疾病、衰老的关系的研究已逐步引起人们的关注。

（六）中心粒

电镜下，中心粒为圆筒状。两个中心粒的长轴互相垂直排列在细胞核旁边。中心粒与细胞的分裂和运动有关。

课堂互动

细胞质中各种细胞器的功能是什么？它们是如何分工合作，从而使细胞成为一个整体的？

三、细胞核

细胞核一般呈球状、位于细胞的中央，但有的细胞的细胞核呈分支状、马蹄形等，数目也不等。细胞核是储存遗传物质的区域，也是细胞代谢、生长、分化、繁殖、遗传和变异的调控中心。

细胞核在细胞周期的不同阶段，形态结构有很大变化。细胞周期包括两个时期，即间期和分裂期。间期时，细胞核具有完整的结构（图 2 - 3），包括核膜、核仁、染色质和核基质 4 部分。

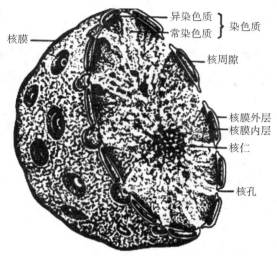

核膜
异染色质
常染色质 } 染色质
核周隙
核膜外层
核膜内层
核仁
核孔

图 2 - 3　电镜下细胞核立体结构模式图

课堂互动

细胞核的形态结构是固定不变的还是动态变化的？

（一）核膜

核膜是位于细胞核表面的膜，电镜下（图 2 - 3），由两层单位膜构成，分别为外膜和内膜，两层膜之间有 20 ~ 40nm 的腔隙，称为核周隙；外膜表面常附着核糖体。核膜的内外膜在许多部位融合形成核孔，是细胞核与细胞质之间进行大分子物质交换的场所。

核膜的主要功能是：①可以作为细胞核和细胞质之间的界膜，稳定细胞核的形态结构；②控制着细胞核和细胞质之间的物质交换。

（二）核仁

在光镜下，细胞核内有 1 ~ 2 个裸露的浓染的球状体。核仁的主要功能是合成核糖体 RNA（rRNA），并组装核糖体亚单位前体。

（三）染色质和染色体

染色质是细胞内的遗传物质，主要由 DNA、组蛋白和其他蛋白构成。当细胞处于间期时，细胞核内有许多由细纤维交织成网状或颗粒状的物质，且容易被碱性染料染色，故称为染色质；当细胞进入分裂期后，染色质的纤维开始螺旋折叠、缩短变粗，形成了短棒状的染色体；当细胞分裂结束时，染色体又解旋伸展恢复成染色质。因此，染色质和染色体实际上是同一种物质在细胞周期不同时期的不同表现状态。

（四）核基质

核基质是核内透明的液态胶状物质，主要成分是蛋白质。功能是维持细胞核的形态结构，为 DNA 复制、基因表达与调控及染色体的构建等一系列活动提供良好的环境。

同步训练

A 型题

1. 生命结构和功能的基本单位是
   A. 核糖体   B. 细胞器   C. 细胞
   D. 染色体   E. 原生质

2. 细胞膜的液态镶嵌模型结构
   A. 肉眼可见   B. 光镜下可见   C. 电镜下可见
   D. 光镜电镜都不可见   E. 仅肉眼不可见

3. 细胞的膜相结构是指
   A. 含有一层单位膜的细胞器   B. 含有两层单位膜的细胞器
   C. 细胞中所有的细胞器   D. 细胞中所有有膜包被的细胞器
   E. 细胞质中所有有膜包被的细胞器

4. 关于核膜，下列哪个叙述是错误的
   A. 由两层单位膜组成   B. 有核孔
   C. 外膜附着核蛋白体   D. 是封闭的膜结构
   E. 有时会解体消失

5. 下列关于细胞核的叙述哪个是错误的
   A. 原核细胞与真核细胞主要区别是有无完整的核
   B. 核的主要功能是贮存遗传信息
   C. 核的形态有时和细胞的形状、功能相适应
   D. 每个真核细胞只能有一个核
   E. 真核细胞的细胞核可暂时消失

6. 染包质与染色体的关系
   A. 是同一物质在细胞周期中不同时期的形态表现
   B. 是同一物质在细胞周期中同一时期的不同表现
   C. 不是同一物质在细胞周期中不同时期的形态表现
   D. 不是同一物质在细胞周期中同一时期的不同表现
   E. 以上都不是

B 型题

7~12 题

    A. 高尔基复合体   B. 核糖体   C. 线粒体

    D. 中心体   E. 溶酶体

7. 含有 DNA 的是

8. 细胞生命活动中消耗的能量来自

9. 蛋白质的生物合成场所是

10. 与细胞分裂有关的是

11. 具有加工储存物质及运输分泌作用的是

12. 具有消化、营养和防御作用的是

第二节　染色质与染色体

一、染色质与染色体的关系

（一）染色质和染色体的化学组成与结构单位

染色质是指间期细胞核内由 DNA、组蛋白、非组蛋白及少量 RNA 组成的线性复合结构。染色质的基本结构是 DNA - 组蛋白纤丝，由许多核小体连接而成（又称核小体串），故染色质的基本单位是核小体。每个核小体由 9 个组蛋白分子和约 200 个碱基对的 DNA 组成（图 2 - 4），包括核心区和连接区。其中，核心区包括由 4 种组蛋白（H2A、H2B、H3、H4）各两个分子组成的八聚体构成的核小体核心，以及一段由 140 个碱基对组成的 DNA 分子缠绕在核心的外围（绕 1.75 圈）；连接区为相邻核心区之间的一段长约 60 个碱基对的 DNA 分子，上面结合一个 H1 组蛋白分子。当细胞周期进入分裂期后，染色质的 DNA - 组蛋白纤丝（核小体串）要经过 4 个等级的螺旋折叠后变粗、变短，形成短棒状的染

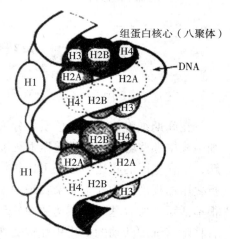

图 2 - 4　核小体结构模式图

色体（图 2 - 5）：每 6 个核小体螺旋 1 周，绕成外径约 30nm 的中空螺线管，这样 DNA - 组蛋白纤丝长度压缩为原来长度的 1/6；螺线管再次螺旋盘绕形成外径约 400nm 的超螺线管，压缩为原螺线管长度的 1/40；超螺线管再螺旋折叠形成一条染色单体，压缩为原超螺线管长度的 1/5。这样，从 DNA 分子到形成染色（单）体的过程，其长度压缩为原来的 1/8400。

■ 课堂互动

染色质螺旋折叠成为染色体时，1 个 DNA－组蛋白纤丝形成几个染色单体？细胞间期的主要任务是 DNA 复制，DNA－组蛋白纤丝（染色质）加倍，到分裂期时，形成染色体的形状是怎样的？

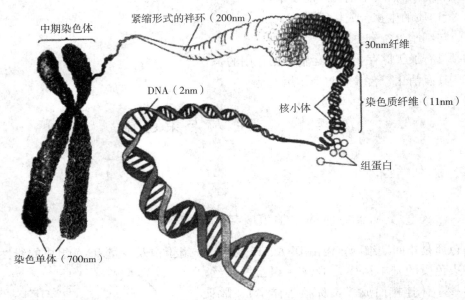

图 2－5　染色质包装成染色体

（二）常染色质与异染色质

在间期细胞核中，染色质可分为常染色质和异染色质两种类型。常染色质是指间期细胞核中那些着色浅、折叠压缩程度较低、处于较为伸展状态的染色质，它们的功能活跃，所含基因的表达活性处于比较活跃的状态。异染色质是指间期核中那些着色较深、折叠压缩程度高、处于凝聚状态的染色质，它们的功能很不活跃，所含基因的表达活性处于相对抑制状态。二者将随着细胞活动的变化相互转变。

二、人类染色体

染色体是遗传物质的载体，它具有一定的形态结构和数目。

（一）染色体的形态结构

分裂中期的染色体形态结构最典型（图 2－6）。此

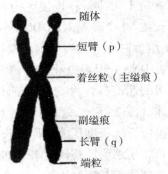

图 2－6　染色体的形态结构示意图

时，每一条染色体均由两条染色单体构成，并借着丝粒相连，彼此互称为姐妹染色单体。由于着丝粒处内缢缩细，故称为主缢痕。着丝粒将染色体分为短臂（p）和长臂（q），两臂末端均有一特化的部分，称为端粒，是染色体臂末端必不可少的结构，能维持染色体形态稳定和完整。另外，某些染色体的长臂或短臂上存在浅染缢缩部位，称为副缢痕（又称次缢痕）；有些染色体的短臂末端有球状结构，称为随体。

（二）染色体的类型

每条染色体上的着丝粒位置是恒定的，根据着丝粒的位置不同，人类染色体可分为3种类型（图2-7）：①中央着丝粒染色体：着丝粒位于染色体纵轴的1/2~5/8处；②亚中着丝粒染色体：着丝粒位于染色体纵轴的5/8~7/8处；③近端着丝粒染色体：着丝粒位于染色体纵轴的7/8至末端。

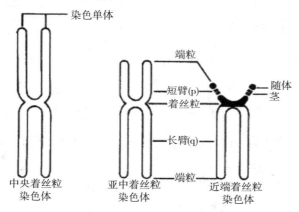

图 2-7 染色体的类型

（三）染色体的数目

各种生物的染色体数目是相对恒定的，这对维持物种的稳定性具有重要意义。人类的体细胞为二倍体，有46条染色体，即2n=46。其中，1~22对染色体为男、女均有的，称为常染色体；决定性别的重要因素是性染色体，女性为XX，男性为XY。生殖细胞中的染色体数目是体细胞的一半，为单倍体，卵子和精子各有23条染色体，即n=23，卵子为22+X，精子为22+X或22+Y。

（四）染色体的核型

核型是指一个正处于分裂中期的体细胞，按染色体大小、形态特征将全套染色体排列构成的图像。

1. 非显带核型的识别 根据1960年美国丹佛第一届国际细胞遗传学会议上确立的丹佛体制，将人类的22对常染色体按其长度和着丝粒位置顺次编为1~22号，并划分为A、B、C、D、E、F、G 7个组；另一对性染色体X和Y染色体，分别归入C和G组

（图2-8）。

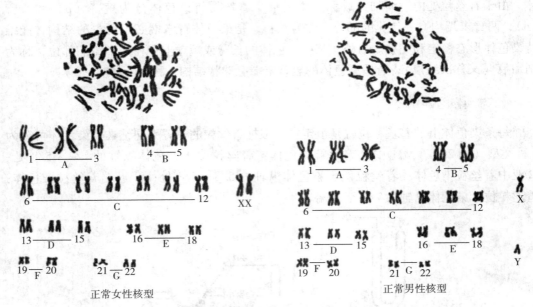

图2-8　正常人类非显带染色体核型

A组　包括第1~3号3对染色体，为最大的一组染色体。其中，1、3号具中央着丝粒，2号为亚中着丝粒染色体。

B组　包括第4~5号两对染色体，为大的亚中着丝粒染色体。这两对染色体短臂相对较短，易于与C组的亚中着丝粒染色体相区别，但4、5号两对之间难以区分。

C组　包括第6~12号7对染色体和X染色体，为中等大小的亚中着丝粒染色体。其中，第6、7、8、11和X染色体的着丝粒略靠近中央，短臂相对较长；第9、10、12号染色体短臂相对较短；X染色体大小介于第7和第8号之间；第9号染色体长臂上常有一个明显的次缢痕。

D组　包括第13~15号3对染色体，均为最大的近端着丝粒染色体，短臂上常有随体。

E组　包括第16~18号3对染色体，为较小的中央着丝粒和亚中着丝粒染色体。其中，第16号为中央着丝粒染色体，长臂有时可出现次缢痕；第17~18号染色体为最小的亚中着丝粒染色体。

F组　包括19、20号两对染色体，为最小的中央着丝粒染色体。

G组　包括21、22号和Y染色体，为最小的近端着丝粒染色体。其中，21、22号染色体常具有随体，Y染色体无随体，21号染色体较22号稍大。

按照国际体制规定，正常核型的描述方式为：染色体总数，性染色体种类。

正常女性核型：46，XX；正常男性核型：46，XY。

■ 课堂互动

在非显带染色体核型分析中，不易分辨染色体的形态特征来准确分组编号，大多只能辨认出属于哪一组。请问 A 组染色体的最大特点是什么？D 组和 G 组染色体的最大特点是什么？X 染色体和 Y 染色体分别在哪个染色体组？

2. 染色体显带技术与带型 若对染色体进行特殊处理再染色，可使每一号染色体的长臂和短臂上呈现一条条明暗交替或深浅相间的带纹，这就是染色体显带技术。经过显带技术处理的染色体称为显带染色体（图 2-9）。由于每号染色体均具有特征性的带型，容易准确分辨出每一条染色体，且能准确诊断出这条染色体的形态结构是否正常，具有重要的临床应用价值。

在显带染色体标本上，每条染色体都是由一系列连续的带纹构成。以染色体长、短臂上的明显特征作为界标，可将染色体分为若干个区，每个区中含有不同数量的带。沿着染色体臂由着丝粒向臂的远端连续编号，离着丝粒最近的区，无论是短臂还是长臂皆为 1 区，向外紧接着为 2 区、3 区等。带的编号从 1 号带开始，向臂的远端依次编号为 2 带、3 带等（图 2-9）。在标示某一特定带时，需写明 4 项内容：染色体号、臂的符号、区号、在该区内的带号。这些项目依次书写，不用间隔或标点分开。例如，"1p31"表示第 1 号染色体短臂的第 3 区中的 1 号带。

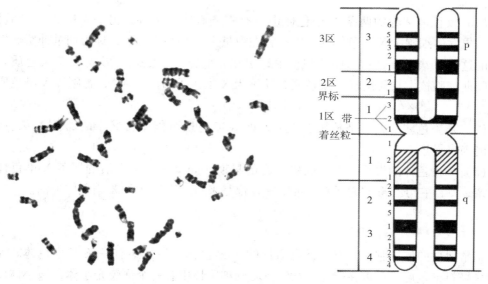

图 2-9 显带染色体的区、带

G 显带技术是目前使用最广泛的一种染色体核型分析技术。它是将染色体标本经胰蛋白酶或其他盐溶液预处理后，再用吉姆萨染色，染色体长臂和短臂上可显示深浅相间的带纹，称为 G 带。另外，不同显带方法可使染色体显现不同带纹，如用氮芥喹吖因等荧光染料染色，显示的荧光带为 Q 带；用磷酸缓冲液处理染色体后，再用吉姆萨染色，获得的带纹明暗或深浅与 Q 带、G 带恰好相反，称为 R 带；将染色体标本加热处理后，再用吉姆萨染色，专一地显示端粒的为 T 带等。用显带技术对染色体进行核型分析，尤其是高分辨染色体显带技术，不但可准确地识别每一号染色体，也为分析每条染色体的微细结构的异常提供了基础，使染色体结构畸变的断裂点定位更精确。目前，染色体显带技术已被应用于临床细胞遗传学检查、肿瘤染色体的研究和基因定位等多个领域。

三、性染色质

性染色质存在于间期细胞核内，包括 X 染色质和 Y 染色质。

（一）X 染色质

正常女性的间期细胞核中，有一紧贴核膜内缘的染色较深、直径约为 $1\mu m$ 的椭圆形小体，称 X 染色质（巴氏小体或 X 小体）。X 染色质存在于所有雌性哺乳动物的间期细胞核中。

正常女性体细胞中有两条 X 染色体，正常男性却仅有 1 条 X 染色体，还有 1 条 Y 染色体。由于 X 染色体较 Y 染色体形态大许多，故在男女体细胞中的基因数量上一定存在较大差异，在基因的产物上是否也存在着数量上的差异呢？为了解释这个问题，1961 年，英国遗传学家赖昂（Lyon）提出了赖昂假说即 X 染色质失活假说，其要点如下。

（1）女性体细胞的两条 X 染色体中只有一条有转录活性，另一条则无转录活性，这样，男女体细胞中 X 染色体的基因产物在数量上就基本相等了，称为剂量补偿。失去活性的这条 X 染色体，在间期细胞核中螺旋化，呈异固缩状态，形成了 X 染色质。因此，间期细胞核中只要出现 X 染色质，就称为 X 染色质阳性（＋），否则称 X 染色质阴性（－）。

（2）X 染色体的失活是随机发生的，即 X 染色质可能来自父亲的那条 X 染色体，也可能来自母亲。

（3）X 染色体的失活发生在胚胎发育的早期，如果细胞中失活的那条 X 染色体来自父亲，则由它分裂形成的所有子细胞中，都是来自父亲的那条 X 染色体失活。

（二）Y 染色质

正常男性的体细胞中只有 1 条有活性的 X 染色体，另外还有一条 Y 染色体。如果用荧光染料染色后，可以在荧光显微镜下看到细胞核中有一个强荧光小体，该小体就称为 Y 染色质或称 Y 小体，为男性细胞中特有。

通过对间期细胞核进行 X 染色质和 Y 染色质检查可以初步鉴定性别，也可以用于诊断性染色体数目异常的疾病。

同步训练

A 型题

1. 关于染色体，说法不正确的是
 A. 在有丝分裂过程中呈现的结构 B. 主要成分是 DNA 和蛋白质
 C. 由核小体连接而成 D. 与染色质是同一物质，但形态不同
 E. 正常生物体内不同器官的体细胞染色体数目不同

2. 常染色质是指间期细胞核中
 A. 致密的、螺旋化程度高的、有活性的染色质
 B. 致密的、螺旋化程度高的、无活性的染色质
 C. 疏松的、螺旋化程度低的、有活性的染色质
 D. 疏松的、螺旋化程度低的、无活性的染色质
 E. 疏松的、螺旋化程度高的、有活性的染色质

3. "人类染色体数目是 46 条"，它的意思是
 A. 一个人有 46 条染色体
 B. 一个人有 46 对染色体
 C. 一个人的每一个体细胞中都有 46 条染色体
 D. 一个人的所有细胞中都有 46 条染色体
 E. 一个人的所有体细胞中共有 46 条染色体

4. 将人类染色体形态分为 3 种类型是根据
 A. 是否有随体 B. 是否有次缢痕 C. 染色体形态
 D. 染色体大小 E. 着丝粒的位置

5. 1q32 表示的是
 A. 1 号染色体短臂上有 32 带
 B. 1 号染色体长臂上有 32 带
 C. 1 号染色体短臂上有 3 个区 2 带
 D. 1 号染色体长臂上有 3 个区 2 带
 E. 1 号染色体长臂上的 3 区 2 带

6. X 染色质出现在细胞的
 A. 间期细胞核内 B. 间期细胞质内 C. 间期细胞内
 D. M 期前期 E. M 期末期

7. 一男性患者，X 染色质检查为阳性，体细胞中可见两个 X 染色质；Y 染色质检查为阳性，可见一个 Y 染色质。该患者体细胞中的性染色体组成为
 A. 1 条 X 染色体，1 条 Y 染色体
 B. 2 条 X 染色体，1 条 Y 染色体
 C. 1 条 X 染色体，2 条 Y 染色体

D. 2 条 X 染色体，2 条 Y 染色体

E. 3 条 X 染色体，1 条 Y 染色体

B 型题

8~14 题

A. 中央着丝粒染色体　　　　　　　B. 近端着丝粒染色体

C. 亚中着丝粒染色体　　　　　　　D. 中央和亚中着丝粒染色体

E. 近端和亚中着丝粒染色体

8. A 组染色体为

9. B 组染色体为

10. C 组染色体为

11. D 组染色体为

12. E 组染色体为

13. F 组染色体为

14. G 组染色体为

第三节　细胞增殖与分裂

 课堂互动

　　每个人都是从一个受精卵发育来的，经过母亲十月怀胎呱呱坠地，从小婴儿成长为俊男靓女，是受精卵长大了吗？这个过程细胞到底发生了什么变化呢？

多细胞生物都是由一个细胞分裂而来的，通过分裂增殖，可使数目增加，实现生物体的生长、发育与繁殖。

一、细胞增殖周期

细胞从上一次有丝分裂结束到下一次有丝分裂完成的过程称为细胞增殖周期，简称细胞周期。细胞周期包括间期和分裂期（图 2－10）。

（一）间期

此期历时较长，细胞形态完整，表面看似平静，实际上细胞内部在进行复杂的物质和能量合成反应，为细胞分裂期做好准备。围绕着 DNA 复制这一中心任务，间期又分为以下 3 个时期。

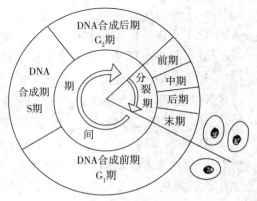

图 2－10　细胞周期示意图

（1）G_1 期（DNA 合成前期）　　G_1 期是指上一次细胞分裂结束到 DNA 合成开始之前的时间。前一次细胞分裂结束形成两个新细胞后，细胞内物质合成代谢活跃，RNA、蛋白质和酶大量合成，细胞生长较快，体积随着细胞内物质增多而增大，为 DNA 的复制作准备。

（2）S 期（DNA 合成期）　　S 期是 DNA 合成开始到合成结束的过程。此期的特点是进行 DNA 自我复制。复制后，细胞内的 DNA 含量增加了 1 倍。同时，合成组蛋白、非组蛋白，并组成新的染色质，使染色质的含量加倍。一般情况下，只要 DNA 复制的准备工作一完成，DNA 的复制及细胞的其他增殖活动就会继续进行，一直到形成两个子细胞。

（3）G_2 期（DNA 合成后期）　　G_2 期是 DNA 复制完成到有丝分裂之前的阶段。此期的特点是 DNA 复制终止后，继续转录形成 RNA、合成蛋白质，如形成微管蛋白并组装成两对中心粒，为细胞分裂期作准备。

细胞进入 G_1 期后，并不是都能进入下一期完成有丝分裂，G_1 期细胞有 3 种去向：①继续增殖：细胞进入下一期，完成有丝分裂，如骨髓造血细胞；②暂不增殖：这类细胞暂时停留在 G_1 期，在需要的时候再进行分裂，如肝细胞等；③不再增殖：一般来说，此类细胞进入 G_1 期后，停留于此期，失去分裂能力，如神经细胞、肌细胞等。

（二）分裂期（M 期）

M 期是从 G_2 期结束开始到有丝分裂完成为止的这一时期。真核细胞的细胞分裂主要包括两种方式，即有丝分裂和减数分裂。体细胞一般进行有丝分裂，成熟过程中的生殖细胞进行减数分裂。细胞经过分裂，使母细胞中的遗传物质载体——染色体平均分配到两个子细胞中。分裂后，S 期合成的 DNA 减半，使每个子细胞得到一套和母细胞完全相同的遗传信息。

二、有丝分裂

有丝分裂是真核生物体细胞的分裂方式。在间期完成 1 次 DNA 复制后，细胞分裂 1 次，产生 2 个蕴含相同遗传信息的子细胞。

（一）有丝分裂的过程

根据细胞形态的动态变化过程，人为地将有丝分裂过程分为前、中、后、末 4 个时期（图 2-11）。

1. 前期　　细胞核内染色质螺旋折叠缩短变粗，组装成染色体（2n），核膜、核仁逐渐解体。此时，每条染色体由两条姐妹染色单体借着丝粒连接而成，称为二分体。同时，细胞质中两对中心粒形成纺锤丝，与染色体的着丝粒相连。到前期末，染色体散乱地分布在细胞质中。

2. 中期　　此时的染色体形态最典型，即最短最粗。在纺锤丝的牵拉下，染色体（2n 个二分体）移向细胞中部，排列在细胞中央形成赤道面。

3. 后期　　继续在纺锤丝的牵拉下，每条染色体（二分体）着丝粒纵裂为二，原来

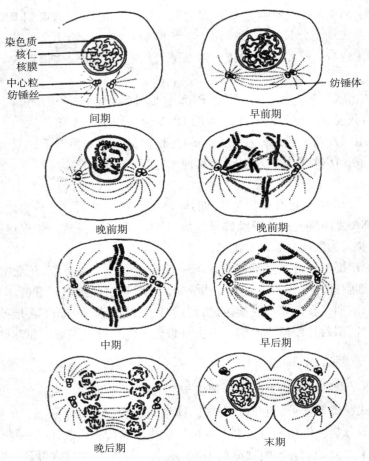

染色质
核仁
核膜
中心粒
纺锤丝

纺锤体

间期　　　　　　　　早前期

晚前期　　　　　　　晚前期

中期　　　　　　　　早后期

晚后期　　　　　　　末期

图 2-11　动物细胞有丝分裂

构成一条染色体的两条姐妹染色单体成为具有独立结构的两条相同的染色体，这种由一条染色单体构成的染色体称为单分体；此时，借纺锤丝的牵引，两组数目、形态结构相同的染色体分别移向两极（2n+2n，单分体）。

4. 末期　两组染色体到达细胞两极后，染色体（2n+2n，单分体）又逐渐解旋成染色质，核膜、核仁重新出现，形成两个新的细胞核。同时，细胞膜从细胞赤道面部位向内凹陷，细胞质分裂，形成两个子细胞（2n 个单分体），完成有丝分裂的全过程。

（二）有丝分裂的生物学意义

 课堂互动

　　假设某细胞染色体数目为 2n，G_1 期 DNA 含量为 2，细胞有丝分裂过程各阶段的染色体数目和 DNA 的含量分别是多少？为什么说其中蕴藏的遗传信息不变呢？

有丝分裂是真核细胞增殖的主要方式。1 个体细胞经过有丝分裂形成的 2 个子细胞，不仅染色体数目与母细胞相同，而且其中所蕴藏的遗传信息也完全相同，这样，每个体细胞中均具有全套的遗传信息，因此可保证生物体细胞遗传的稳定性。

三、减数分裂

减数分裂是形成生殖细胞过程中的一种特殊分裂方式。细胞在间期完成 1 次 DNA 复制后，连续分裂 2 次，产生 4 个遗传信息不同的子细胞，而且染色体数目减少一半，故称为减数分裂。

（一）减数分裂的过程

减数分裂过程包括连续两次分裂，分别是减数第一次分裂（Ⅰ）和减数第二次分裂（Ⅱ）。

1. 减数第一次分裂（Ⅰ） 进行减数分裂之前已完成间期，完成 DNA 复制。进入减数第一次分裂后，细胞形态结构出现一系列变化，根据细胞形态的动态变化，人为地分为前期Ⅰ、中期Ⅰ、后期Ⅰ、末期Ⅰ四个时期（图 2-12）。

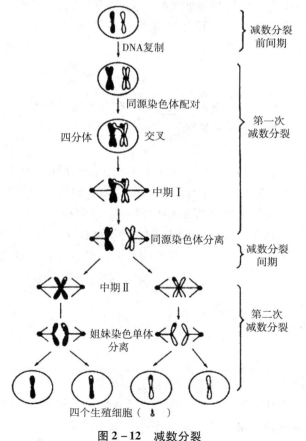

图 2-12 减数分裂

（1）前期Ⅰ 此期较有丝分裂前期复杂、历时长，而且染色体动态出现了具有特征性的变化。根据染色体的形态和动态变化，将前期 I 又划分为以下 5 个时期。

细线期 染色体（2n 个二分体）细长如线。由于已完成染色体复制，每条染色体由两条姐妹染色单体构成，但光镜下不能识别。

偶线期 同源染色体开始相互靠拢，这个过程称为联会。同源染色体是指大小、形态结构相同的一对染色体，一条来自父方、一条来自母方。联会的结果，每对同源染色体形成一个二价体，人类 23 对同源染色体形成 23 个二价体（2n 个染色体形成 n 个二价体）。

粗线期 染色体进一步螺旋化，变得短、粗，在光镜下可以看到每条染色体有 2 条姐妹染色单体连于 1 个着丝粒。这样，每个二价体由 4 条染色单体构成，称为四分体（n），互为同源染色体。每条染色体的染色单体之间无着丝粒相连，称为同源非姐妹染色单体。此时，可以看见同源非姐妹染色单体的交叉现象，表明它们之间发生着相应片段互换。

双线期 随着染色体的进一步螺旋化，继续缩短变粗，同源染色体从着丝粒处相互排斥而趋向分离，交叉点向染色体的末端移动，这种现象称为交叉端化。

终变期 染色体高度螺旋化，更加短粗。交叉继续端化，最后只有四分体的端部保留交叉。此期核膜、核仁消失，纺锤体开始形成，纺锤丝与四分体（n）的着丝粒相连，四分体便分散在细胞的中部。

■■ **课堂互动**

　　互为同源染色体的两条染色体上的遗传信息相同吗？交叉现象前、后，姐妹染色单体上的遗传信息有变化吗？

（2）**中期 I** 在纺锤丝的牵拉下，四分体（n）排列在赤道面上。

（3）**后期 I** 继续在纺锤丝的牵拉下，构成四分体的每对同源染色体彼此分离，分别被拉向细胞两极，非同源染色体在细胞两极得到自由组合，每一极都有一组染色体（n＋n，二分体）。这样可保证子细胞中染色体组合的多样性。

（4）**末期 I** 二分体（n＋n）移至细胞两极后，染色体解旋成染色质，核膜、核仁重新出现，细胞核重建，同时，细胞膜内陷使细胞质分裂，形成两个子细胞（n，二分体）。

减数第二次分裂之前没有间期或很短，且没有 DNA 复制。

 课堂互动

　　若某生物的体细胞中有 8 条染色体，减数第一次分裂后，1 个细胞形成 2 个子细胞，每个子细胞中的染色体数目是多少？若只考虑非同源染色体的自由组合，可形成多少种不同遗传信息组合的子细胞？

2. 减数第二次分裂（II） 此过程与有丝分裂基本相同。

（1）前期Ⅱ　两个新细胞的染色质重新螺旋化，形成染色体（n，二分体）。纺锤体形成，核膜、核仁消失。

（2）中期Ⅱ　在纺锤丝的牵拉下，染色体（n，二分体）排列在赤道面上。

（3）后期Ⅱ　继续在纺锤丝的牵拉下，各染色体的着丝粒分裂，每条染色体（二分体）形成两条单分体，分别移向两极（n＋n，单分体）。

（4）末期Ⅱ　各单分体分别到达两极后，开始解旋、伸展，又恢复成染色质。核膜、核仁重新出现。同时，细胞膜内陷使细胞质分裂，每个细胞一分为二，共形成 4 个子细胞（n，单分体）。

至此，减数分裂全过程结束，1 个母细胞最后形成 4 个子细胞，每个子细胞染色体数为母细胞的一半，而且均蕴藏着不同的遗传信息。

（二）减数分裂的生物学意义

1. 保证了人类染色体数目在遗传中的相对恒定　在人类生殖过程中，经减数分裂所形成的精子或卵子都是单倍体（n＝23），受精时精卵结合成受精卵，又恢复为二倍体（n＋n＝2n）。从而使子代获得了父、母双方的遗传物质，保证了亲、子代之间遗传物质和遗传性状的相对稳定。

2. 为人类各种变异提供了细胞学基础　在减数分裂过程中，由于同源染色体分离、非同源染色体自由组合，导致了生殖细胞的多样化。例如，人类有 23 对同源染色体，经过减数分裂可形成 2^{23}＝8388608 种染色体组合的不同配子。如果再考虑同源非姐妹染色单体间的互换，那么配子的种类是极其繁多的，故有"一母生九子，连母十不同"的说法。

3. 减数分裂是遗传三个基本定律的细胞学基础　减数分裂过程中同源染色体的分离是分离定律的细胞学基础；非同源染色体随机组合进入一个生殖细胞是自由组合定律的细胞学基础；同源非姐妹染色单体的交换是连锁与互换定律的细胞学基础。

四、配子发生与性别决定

配子发生是指精子和卵子的形成过程。高等生物个体发育到性成熟就要进行有性生殖，亲代通过配子形成将遗传信息储藏在精子和卵子中，通过受精传递给下一代，从而保证了物种的延续性（图 2－13）。

（一）精子的发生

精子发生于男性睾丸精曲小管上皮中的精原细胞。

1. 增殖期　精原细胞通过有丝分裂不断增加细胞数量，染色体数目与体细胞一样，都是二倍体（2n）。人的精原细胞具有 23 对（46 条）染色体。

2. 生长期　精原细胞经过多次分裂后，细胞体积逐渐增大，成为初级精母细胞。该期细胞染色体数目仍为 2n，即 23 对。

3. 成熟期　初级精母细胞在这一时期要经过减数分裂过程，每个初级精母细胞经

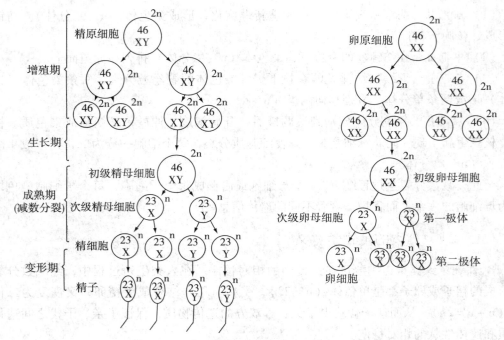

图 2 – 13　人类精子和卵细胞（卵子）发生图解

减数第一次分裂形成两个次级精母细胞，此时，细胞内染色体数目减半，含有 23 条染色体。每个次级精母细胞再经减数第二次分裂，结果形成 4 个单倍体的精细胞，有两种类型：23，X 和 23，Y。

4. 变形期　精细胞必须经过一系列形态和生理变化，成为具有头、颈和尾的精子。精子的形成自青春期开始不断地进行，一般约需 70 天完成一个周期。

（二）卵子的发生

卵子发生于卵巢的生发上皮的卵原细胞。其基本过程与精子的发生相似，但无变形期。

1. 增殖期　卵原细胞经过多次有丝分裂，细胞数量不断增多。此期细胞中染色体为二倍体，即具有 46 条染色体。

2. 生长期　卵原细胞进入生长期，体积明显增大成为初级卵母细胞。这一时期，由于在细胞质中积累了大量卵黄、RNA 和蛋白质等营养物质，所以时间较长。此期染色体数目仍为二倍体。

3. 成熟期　在成熟期，初级卵母细胞进行减数分裂。经过减数第一次分裂形成两个细胞：一个体积较大的次级卵母细胞和一个体积较小的第一极体。它们的染色体数目各为 23 条，比初级卵母细胞减少了一半。次级卵母细胞，迅速开始减数第二次分裂，产生一个体积较大的卵细胞和一个体积较小的第二极体。同时，第一极体也进行减数第二次分裂，产生两个第二极体。极体之后会退化消失。这样，1 个初级卵母细胞经过减数分裂，形成 1 个卵细胞和 3 个极体。卵细胞不需要经过变形，即可成为卵子。

卵子的发生从胚胎期就开始了，卵原细胞的数目在女性胎儿发育到 5 个月时就达到约 400 万~500 万个。这时期有丝分裂往往停止，卵原细胞生长成为初级卵母细胞。出生后大部分初级卵母细胞退化，大约只有 400 个继续发育，但停止在减数第一次分裂前期的双线期。性成熟后，每月只有 1 个初级卵细胞继续发育，完成减数第一次分裂，排卵时停止于减数第二次分裂中期。若受精，次级卵母细胞才完成减数第二次分裂，形成卵细胞。若未受精，初级卵母细胞则退化。所以，成熟女性每月排出的"卵"实际上是停滞在中期 Ⅱ 的次级卵母细胞。

（三）性别决定

精子和卵子融合形成一个二倍体的受精卵。精子有两种类型：23，X 和 23，Y。卵子只有一种类型，即 23，X。若 23，X 的精子与卵子结合，形成核型为 46，XX 的受精卵，则发育为女性胚胎；若 23，Y 的精子与卵子结合，形成核型为 46，XY 的受精卵，则胚胎性别为男性。

 课堂互动

从女婴出生到青春期，卵巢中的初级卵母细胞始终停留在减数分裂前期 I。试分析高龄妊娠妇女生育染色体病患儿的几率增高的原因。

同步训练

A 型题

1. 细胞增殖周期是指
   A. 从前一次细胞分裂完成开始，到下一次细胞分裂完成为止
   B. 从前一次细胞分裂完成开始，到下一次细胞分裂开始为止
   C. 从前一次细胞分裂开始，到下一次细胞分裂开始为止
   D. 从前一次细胞分裂开始，到下一次细胞分裂完成为止
   E. 以上均不正确

2. 有关有丝分裂，下列描述错误的是
   A. 是体细胞分裂的方式
   B. 一个细胞分裂为两个子细胞，其染色体数目和遗传信息都相同
   C. DNA 复制一次，细胞分裂一次
   D. DNA 复制后的染色体由两条染色单体组成
   E. 姐妹染色单体的遗传信息不同

3. 有关减数分裂，下列描述错误的是
   A. 是生殖细胞特有的分裂方式
   B. 在形成生殖细胞的成熟期进行的特殊分裂方式

C. DNA 复制一次，细胞分裂两次

D. 1 个细胞分裂为 4 个子细胞，其中染色体数目减少一半

E. 每个子细胞中的遗传信息均不同

4. 生物体正常的减数分裂和受精作用过程，可使后代具有更大的变异性，下述原因中不正确的叙述是

A. 同源非姐妹染色单体之间发生局部的交换

B. 同源染色体分离的同时，非同源染色体自由组合

C. 生殖细胞中染色体数目减半，受精后又增加

D. 受精时，双亲的各一半遗传物质随机组合

E. 双亲每个生殖细胞中的遗传信息均不相同

5. 减数分裂与有丝分裂过程中的主要区别是

A. 着丝粒纵裂为二   B. 核膜核仁消失

C. 同源染色体联会   D. 形成纺锤丝

E. 姐妹染色单体彼此分离

6. 一个初级精母细胞可形成精子数为

一个卵原细胞可形成的卵细胞数为

A. 1 个   B. 2 个   C. 4 个   D. 8 个   E. 16 个

B 型题

7 ~ 12 题

A. 间期   B. 前期   C. 中期   D. 后期   E. 末期

7. DNA 复制发生于

8. 染色体最典型、结构最清晰的是

9. 在有丝分裂过程中，染色体的着丝粒排列在赤道面上的是

10. 在有丝分裂过程中，着丝粒分裂发生在

11. 在有丝分裂过程中，核膜溶解、核仁消失于

12. 细胞表面上看是静止的是

13 ~ 15 题

A. 细线期   B. 偶线期   C. 粗线期   D. 双线期   E. 终变期

13. 在减数分裂过程中，同源染色体联会形成二价体是发生在

14. 在减数分裂过程中，由二价体变为四分体是发生在

15. 在减数分裂过程中，同源非姐妹染色单体间出现交叉的时期是

16 ~ 24 题

A. 姐妹染色单体   B. 非姐妹染色单体

C. 同源染色体   D. 非同源染色体

16. 大小、形态和结构完全相同，分别来自父方和母方的两条染色体称为

17. 在减数分裂时联会的两条染色体是

18. 在减数分裂时发生交叉的染色体是

19. 在减数分裂时发生自由组合的染色体是

20. 由着丝粒连接的染色体是

21. 在减数分裂后期Ⅰ时分离的染色体是

22. 在减数分裂后期Ⅱ时分离的染色体是

23. 又称为二价体和四分体的染色体是

24. 又称为二分体的染色体是

25～28 题

    A. 间期   B. 前期Ⅰ   C. 中期Ⅰ   D. 后期Ⅰ   E. 末期Ⅰ

    F. 前期Ⅱ   G. 中期Ⅱ   H. 后期Ⅱ   I. 末期Ⅱ

25. 在减数分裂过程中，同源染色体联会和同源非姐妹染色单体交叉发生的时期是

26. 在减数分裂过程中，同源染色体分离，非同源染色体自由组合发生的时期是

27. 在减数分裂过程中，只发生一次着丝粒纵裂，它发生在

28. 在减数分裂过程中，子细胞染色体数目比母细胞染色体数目减半的过程发生在

29～30 题

    A. n 个二价体   B. n 个单分体   C. n 个二分体   D. n 个四分体

29. 精原细胞（2n）经减数分裂，所形成的精子所含的染色体数是

30. 次级精母细胞中染色体数是

第三章　遗传的分子基础

知识要点

　　DNA 的化学组成、结构与功能；RNA 的化学组成、结构与功能；基因的概念、结构及基因表达；基因突变的概念，突变的分子机制。

　　"这孩子的鼻梁像爸爸，那孩子的眼睛像妈妈。"生活中经常能听到这样的谈论。这里人们所说的"像"实际是一种遗传现象，那么父母是如何将这些性状传给他们的子女的呢？子女从父母那里得到的到底是什么呢？就让我们带着这些疑问进入本章的学习吧。

第一节　核酸的结构与功能

　　1868 年，瑞士外科医生米歇尔（F. Miescher）从脓细胞核中分离出一种含磷的有机物，因其呈酸性，故称为核酸。核酸存在于所有的生物体中，可以说，只要有生命的地方就有核酸的存在。核酸是生物遗传与变异的物质基础，是遗传信息的载体，它控制着蛋白质的生物合成，决定生物性状的具体表现，主导生物的生长、发育、遗传、变异等生命活动。

　　核酸分两类，一类是脱氧核糖核酸（DNA），另一类是核糖核酸（RNA）。自然界中绝大多数生物的遗传物质是 DNA，只有极少数生物（如 RNA 病毒）的遗传物质是 RNA。

一、DNA 的化学组成、分子结构和功能

（一）DNA 的化学组成

　　DNA 是生物大分子，其基本组成单位是脱氧核苷酸。每个脱氧核苷酸都由 3 部分组成，即一分子脱氧核糖、一分子碱基、一分子磷酸（图 3 – 1）。碱基分两类：嘌呤碱和嘧啶碱。嘌呤碱有腺嘌呤（A）和鸟嘌呤（G）；嘧啶碱有胞嘧啶（C）和胸腺嘧啶（T）。由于组成 DNA 的碱基有 4 种，因此，组成

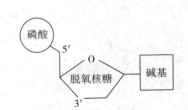

图 3 – 1　脱氧核苷酸分子结构示意图

DNA 的脱氧核苷酸也有 4 种，即腺嘌呤脱氧核苷酸（dAMP）、鸟嘌呤脱氧核苷酸（dGMP）、胞嘧啶脱氧核苷酸（dCMP）和胸腺嘧啶脱氧核苷酸（dTMP）。

（二）DNA 的分子结构

DNA 分子是由几千乃至几千万个脱氧核苷酸聚合而成的，每两个相邻的脱氧核苷酸之间通过 3′,5′-磷酸二酯键相连，4 种脱氧核苷酸按一定顺序排列起来，构成一条很长的多脱氧核苷酸链（DNA 单链）。

1953 年，美国生物学家沃森（Watson）和英国物理学家克里克（Crick）提出了 DNA 分子的双螺旋结构模型（图 3-2A），阐述了 DNA 分子的空间结构，其要点如下：①DNA 分子由两条相互平行、方向相反的多脱氧核苷酸链围绕同一中心轴形成右手螺旋结构。一条链的方向为 3′→5′，另一条链的方向为 5′→3′（图 3-2B）。②磷酸和脱氧核糖交替排列在两条链的外侧，构成 DNA 分子的基本骨架。③碱基排列在两条链的内侧，两条链上的碱基相互对应，彼此间以氢键相连，其中 G 与 C 通过 3 个氢键相连（G≡C），A 与 T 通过两个氢键相连（A＝T）（图 3-2C）。DNA 分子中的这种碱基互补配对关系称为碱基互补规律。根据这一规律，只要知道 DNA 分子中一条链的碱基顺序，就可推知另一条链的碱基顺序。④双螺旋的直径为 2nm，螺距为 3.4nm，螺旋每上升 1 周包含 10 对碱基对，即两相邻碱基对的间距为 0.34nm。

课堂互动

DNA 分子一条链的碱基排列顺序是 5′TTAGCACGTA3′，另一条互补链的碱基排列顺序如何？

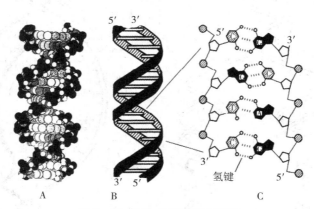

图 3-2　DNA 分子结构示意图

（三）DNA 的功能

1. 储存遗传信息　遗传信息是指 DNA 中特定的碱基排列顺序。尽管构成 DNA 的脱氧核苷酸只有 4 种（4 种碱基），但由于 DNA 分子量巨大，一个 DNA 分子往往由数千乃至数百万个脱氧核苷酸组成，而且排列顺序是随机的，所以碱基的排列顺序也是千变万化的。假如某一段 DNA 分子含有 1000 个碱基对，碱基对的排列方式就有 4^{1000} 种组合，即该 DNA 分子可有 4^{1000} 种存在形式。这种千变万化的碱基排列顺序储存了极其丰富的遗传信息，体现了 DNA 分子的多样性和特异性，从而决定了生物的多样性和特异性。

2. 复制遗传信息　遗传信息的传递是通过 DNA 分子的复制来实现的。DNA 复制是指以 DNA 分子的两条链为模板，在 DNA 聚合酶的作用下互补合成子代 DNA 分子的过程。主要步骤为：首先，DNA 分子在 DNA 解旋酶的作用下解旋。然后，在 DNA 聚合酶的作用下，分别以解开的单链（此时称为母链）为模板，以周围环境中游离的 4 种脱氧核苷酸为原料，按照碱基互补规律，各自合成与母链互补的子链，两条子链分别与两条母链螺旋形成两个子代 DNA 分子。在此过程中，每个子代 DNA 分子的一条链来自亲代 DNA，另一条链则是新合成的，这种复制方式称为半保留复制（图 3 - 3）。DNA 分子通过复制将遗传信息从亲代传递给子代，从而保证了遗传信息的连续性，而且半保留复制十分精确，保证了遗传物质在世代相传中的稳定性。

3. 转录合成 RNA　转录是指以 DNA 分子中的一条链为模板，互补合成 RNA 分子的过程。转录时，DNA 双链在 DNA 解旋酶的作用下局部解旋，以其中的一条链的某一区段为模板，以 4 种核糖核苷酸为原料，按照碱基互补规律（RNA 中以 U 代替 T，和 DNA 中的 A 配对），在 RNA 聚合酶的作用下合成一条 RNA 单链。RNA 合成后，DNA 重新恢复成双螺旋结构。通过转录，DNA 上携带的遗传信息传给了 RNA，RNA 经核孔进入细胞质中，参与蛋白质的生物合成。

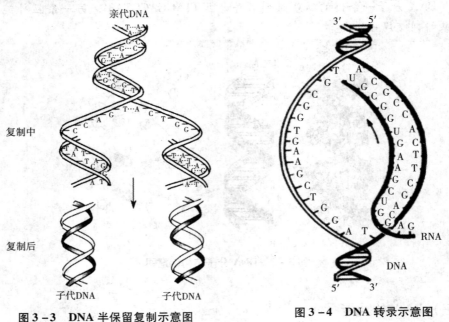

图 3 - 3　DNA 半保留复制示意图　　　　图 3 - 4　DNA 转录示意图

课堂互动

　　DNA 分子模板链碱基的排列顺序为 5′ATGTCCAGAT3′，转录合成的 RNA 的碱基排列顺序如何？

二、RNA 的结构与功能

　　RNA 是由 DNA 转录而成的。大多数 RNA 为单链结构，其基本组成单位是核糖核苷酸，每个核糖核苷酸都是由一分子核糖、一分子碱基、一分子磷酸 3 部分组成。构成 RNA 的碱基有 4 种，即腺嘌呤（A）、鸟嘌呤（G）、胞嘧啶（C）和尿嘧啶（U），所以，组成 RNA 分子的核苷酸也有 4 种：腺嘌呤核苷酸（AMP）、鸟嘌呤核苷酸（GMP）、胞嘧啶核苷酸（CMP）和尿嘧啶核苷酸（UMP）。生物体内的 RNA 因其功能不同，分为 3 种：信使 RNA（mRNA）、转运 RNA（tRNA）和核糖体 RNA（rRNA），这 3 种 RNA 均参与蛋白质的合成，它们在功能上密切合作。

（一）mRNA

　　mRNA 分子呈舒展的线形单链，其作用是从细胞核内的 DNA 分子上转录遗传信息，并将遗传信息带到细胞质中的核糖体上，作为蛋白质合成的模板。

（二）tRNA

　　tRNA 分子为单链结构，因局部折叠成假双链结构，使分子呈三叶草形（图 3 - 5）。在蛋白质合成过程中，tRNA 把特定的氨基酸转运到核糖体上的特定部位，tRNA 在转运氨基酸时有严格的选择性，即每一种 tRNA 只能特异地识别和转运一种氨基酸。

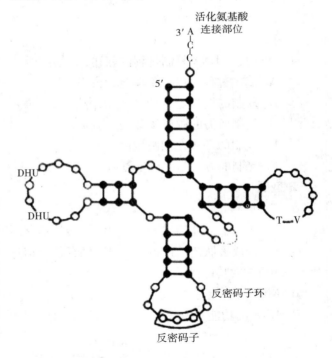

图 3 - 5　tRNA 分子结构示意图

（三）rRNA

　　rRNA 分子为单链结构，局部呈双螺旋状，是 3 种 RNA 中分子量较大的一类。rRNA 是构成核糖体的重要成分，而核糖体是细胞中蛋白质合成的场所。

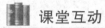 **课堂互动**

DNA 与 RNA 在化学组成、结构、功能和在细胞内的分布上有何不同？

同步训练

A 型题

1. DNA 分子中连接脱氧核苷酸之间的化学键是

    A. 离子键   B. 氢键   C. 高能磷酸键   D. 磷酸二酯键   E. 糖苷键

2. 在 DNA 分子中，已知碱基 A 占 10%，碱基 G 的比例为

    A. 10%   B. 20%   C. 40%   D. 50%   E. 80%

3. DNA 分子的多样性和特异性是由于

    A. DNA 具有特殊的双螺旋结构   B. DNA 是一种高分子化合物

    C. DNA 能自我复制   D. DNA 碱基对排列顺序不同

    E. DNA 能互补合成 RNA

4. 下列关于 DNA 复制过程的叙述，错误的是

    A. 复制过程是以一条单链为模板

    B. 复制的结果是 DNA 分子加倍

    C. 复制所需的脱氧核苷酸的碱基是 A、T、C、G

    D. 复制的场所在细胞核内

    E. 复制的方式是半保留复制

B 型题

5～7 题

    A. 构成核糖体的成分   B. 能转运活化的氨基酸   C. 蛋白质合成的场所

    D. 合成多肽链的模板   E. 储存遗传信息

5. mRNA 的功能是

6. tRNA 的功能是

7. rRNA 的功能是

第二节　基　因

一、基因的概念

随着人们对基因认识的不断深入，基因的概念也在不断地发展和完善。现代遗传学认为，基因是具有某种特定遗传效应的 DNA 片断，是遗传的基本单位。

二、真核生物基因的结构

真核生物的基因，按其功能可分为调控基因和结构基因。前者是指可调节、控制结构基因表达的基因，后者是指决定某种多肽链氨基酸种类和排列顺序的基因。结构基因由编码区和非编码区两部分组成。

（一）编码区

编码区是指能够转录相应的 mRNA，进而指导多肽链合成的区段。在编码区中，并非所有序列都有编码作用，只是部分序列有编码作用，因此，编码区中的编码序列往往被无编码作用的序列分割成若干段，形成不连续排列的断裂形式，这样的基因称断裂基因（图 3-6）。其中，有编码作用的 DNA 序列称为外显子；无编码作用的 DNA 序列称为内含子。在结构基因中，外显子与内含子是相间排列的，并且外显子的数目总是等于内含子的数目 +1。

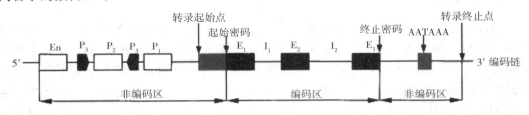

图 3-6　真核生物基因结构示意图

En：增强子；P_1、P_2、P_3：启动子（TATA 框、CAAT 框、GC 框）；E：外显子；I：内含子

（二）非编码区

非编码区是指第一个外显子和最末一个外显子两侧，无编码作用的 DNA 序列，又称侧翼顺序。非编码区虽然不能转录 mRNA，但对遗传信息的表达也有着非常重要的作用。

📚 **课堂互动**

在某一结构基因中，内含子的数目是 12，那么外显子的数目应该是多少？

三、基因的表达

基因表达是指将一个基因所携带的遗传信息转变成具有生物活性的蛋白质的过程。包括转录和翻译两个步骤（图 3-7）。

（一）遗传信息的转录

如前所述，基因（DNA）通过转录，将 DNA 中的遗传信息传递给 mRNA，mRNA携带着遗传信息从细胞核到细胞质中，指导蛋白质的合成。

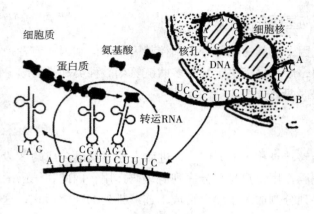

图 3 - 7　基因表达的基本过程

（二）遗传信息的翻译

翻译是指以 mRNA 为模板指导蛋白质合成的过程，即将 DNA 转录到 mRNA 的遗传信息"解读"为多肽链中氨基酸的种类和排列顺序的过程。在 mRNA 上，每 3 个相邻的碱基称为 1 个密码子，它决定 1 种氨基酸。mRNA 中的 4 种碱基可以组成 4^3（64）种密码子，这 64 种密码子总称为遗传密码（表 3 - 1）。在 64 种密码子中，1 种为起始密码（AUG 又是甲硫氨酸的密码），即蛋白质合成的起始信号；3 种为终止密码（UAA、UAG、UGA），它们不编码氨基酸，是蛋白质合成过程的终止信号。遗传密码具有以下特点：①兼并性：多个密码子决定一种氨基酸，如亮氨酸有 6 种密码子，苏氨酸有 4 种密码子；②通用性：从病毒、细菌到人类都共用一套遗传密码，这有力地说明了生物界的共同本质和共同起源；③连续性：mRNA 上的密码子是连续的，不重叠；④方向性：密码子的阅读方向是从 5′→3′。

表 3 - 1　20 种氨基酸的遗传密码子表

第一碱基	第二碱基				第三碱基
(5′ - OH)	U	C	A	G	(3′ - OH)
U	苯丙氨酸	丝氨酸	酪氨酸	半胱氨酸	U
	苯丙氨酸	丝氨酸	酪氨酸	半胱氨酸	C
	亮氨酸	丝氨酸	终止信号	终止信号	A
	亮氨酸	丝氨酸	终止信号	色氨酸	G
C	亮氨酸	脯氨酸	组氨酸	精氨酸	U
	亮氨酸	脯氨酸	组氨酸	精氨酸	C
	亮氨酸	脯氨酸	谷氨酰胺	精氨酸	A
	亮氨酸	脯氨酸	谷氨酰胺	精氨酸	G

续表

| 第一碱基 (5′–OH) | 第二碱基 | | | | 第三碱基 (3′–OH) |
	U	C	A	G	
A	异亮氨酸	苏氨酸	天冬酰胺	丝氨酸	U
	异亮氨酸	苏氨酸	天冬酰胺	丝氨酸	C
	异亮氨酸	苏氨酸	赖氨酸	精氨酸	A
	甲硫氨酸	苏氨酸	赖氨酸	精氨酸	G
	起始密码				
G	缬氨酸	丙氨酸	天冬酰胺	甘氨酸	U
	缬氨酸	丙氨酸	天冬酰胺	甘氨酸	C
	缬氨酸	丙氨酸	谷氨酸	甘氨酸	A
	起始密码	丙氨酸	谷氨酸	甘氨酸	G

遗传信息的翻译过程可粗略地分为以下 4 个阶段。

1. 氨基酸的活化 氨基酸参与多肽链合成之前，必须经过活化，与对应的 tRNA 结合形成氨基酰 – tRNA。

2. 肽链合成的起始 在起始因子的作用下，核糖体的小亚基识别 mRNA 的起始部位并与之结合，然后，甲硫氨酰 – tRNA 以其反密码子与 mRNA 的起始密码子（AUG）互补配对，进入大亚基的 P 位，此时，大亚基与小亚基结合形成完整的核糖体。

3. 肽链延长 在相关因子的作用下，第二个氨基酰 – tRNA 识别 mRNA 的密码子，进入核糖体大亚基的 A 位，这一过程叫进位。然后，在转肽酶的作用下，P 位上的甲硫氨酰与 A 位上的氨基酰缩合成二肽，使甲硫氨酰离开 P 位上的 tRNA 转移到 A 位上的 tRNA 上去，这一过程叫转肽。P 位上的 tRNA 失去氨基酸后，便从核糖体上脱落下来，核糖体沿 mRNA 由 5′→3′端移动一个密码子的距离，同时，原来在 A 位上的肽基酰 – tRNA 移至 P 位上，空出的 A 位准确地定位于第三个密码子上，这一过程叫移位。此后，每经过进位、转肽、移位一个循环，多肽链就增加一个氨基酸残基，使肽链得以延长。

4. 肽链合成的终止与释放 当核糖体读取到 mRNA 的终止密码子时，多肽链的合成即终止。在释放因子的作用下，多肽链与 tRNA 分离。mRNA 与核糖体分离，核糖体的大、小亚基也彼此分离，翻译结束。经过一系列的加工，最后才形成具有一定生物学功能的蛋白质。

 课堂互动

蛋白质的合成过程好比是生产一种产品，那么生产的模板是什么？原料是什么？搬运工是谁？装配机器是什么？产品是什么？

同步训练

A 型题

1. 遗传信息和遗传密码分别位于
   A. DNA 和 tRNA 上　　　　B. DNA 和 mRNA 上　　　　C. tRNA 和 mRNA 上
   D. DNA 和 rRNA 上　　　　E. 染色体和基因上

2. 关于遗传密码的叙述正确的是
   A. mRNA 中每 3 个相邻的碱基构成 1 个密码子
   B. 一种氨基酸只有一个密码子　　　C. mRNA 上共有 61 个密码子
   D. 起始密码有 3 个　　　　　　　　E. 终止密码有 1 个

3. 下列不是遗传密码的碱基排列顺序是
   A. UUU　　　　B. GUC　　　　C. AAA　　　　D. GAT　　　　E. AUG

4. 与构成蛋白质的 20 种氨基酸相对应的遗传密码有
   A. 4 个　　　　B. 61 个　　　　C. 20 个　　　　D. 64 个　　　　E. 21 个

B 型题

5 ~ 8 题
　　A. 遗传信息　B. 密码子　　C. 遗传密码　　D. 基因　　E. 结构基因

5. 能通过基因表达的是

6. mRNA 上每 3 个相邻的碱基构成 1 个

7. 全部密码子统称为

8. 既能转录又能翻译的遗传单位是

第三节　基因突变

一、基因突变的概念

　　基因突变是指基因在分子结构上发生的碱基对的组成或排列顺序的改变，也称点突变。突变后产生的基因称为突变基因。基因突变在自然界是普遍存在的，既可以是自发突变，也可以是诱发突变；既可以发生在生殖细胞中，也可以发生在体细胞中。

二、基因突变的诱发因素

　　实验研究证明，诱发基因突变的因素有很多。人们把凡是能够诱发基因突变的内外环境因素称为诱变剂。概括起来，可分为物理因素、化学因素和生物因素 3 大类。

（一）物理因素

　　在物理因素中，有 α、β、γ 和 X 射线等电离辐射，还有紫外线这种不足以引起物质电离的非电离辐射。电离辐射可致 DNA 链和染色体发生断裂，造成染色体畸变。紫外线照射使 DNA 上形成嘧啶二聚体，使 DNA 复制突然停止或错误复制而诱发突变。

 课堂互动

为什么在强烈的日光下要涂防晒霜？为什么做 X 射线透视的医务人员要穿防护服？

（二）化学因素

具有诱变作用的化学物质有几十种，烷化剂、羟胺、亚硝酸盐等能作用于 DNA，直接引起 DNA 化学结构的改变而引起突变；碱基类似物在 DNA 复制时可取代正常的碱基，引起配对错误而导致突变；吖啶类及焦宁类化合物能插入 DNA 分子的两个相邻碱基间，导致碱基对增加或缺失，引起移码突变。

（三）生物因素

生物因素主要是指病毒。有人认为，病毒的 DNA（RNA 病毒有可能通过逆转录酶合成病毒 DNA）整合到宿主 DNA 中而引起突变。真菌和细菌虽不能直接引起突变，但它们所产生的代谢物具有诱变作用，如黄曲霉菌所产生的黄曲霉素对若干种实验动物有致突变作用，被认为是引起肝癌等疾病的一种致癌物质。

三、基因突变的类型

根据 DNA 中碱基改变的情况，基因突变主要有碱基置换、移码突变两大类。

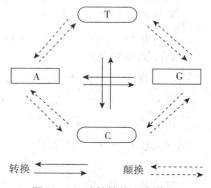

图 3-8 碱基转换和颠换

（一）碱基置换

一种碱基被另一种碱基取代而造成的突变称为碱基置换突变。碱基置换分两种形式：转换与颠换（图 3-8）。转换是指同类碱基互换，即嘌呤取代嘌呤或嘧啶取代嘧啶；颠换是指不同类碱基互换，即嘌呤取代嘧啶或嘧啶取代嘌呤。

 课堂互动

某婴儿不能消化乳类，经检查发现，他的乳糖酶分子有一个氨基酸发生了改变，从而导致乳糖酶失活，发生这种现象的根本原因是什么？

（二）移码突变

移码突变是指基因的碱基序列中插入或缺失 1 个或几个碱基对，导致在插入或缺失点以后的密码子都发生移位性改变，进而使插入或缺失点以后的多肽链的氨基酸种类和排列顺序也发生改变，这种突变称为移码突变（图 3 - 9）。

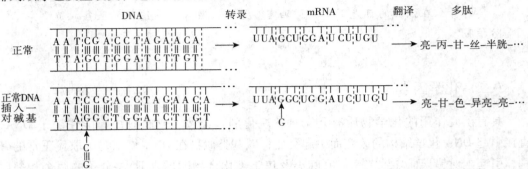

图 3 - 9　插入引起的移码突变及由此引起的氨基酸种类与顺序改变示意图

基因突变的功绩与灾难

1927 年，摩尔根（T. H. Morgan）的学生、美国遗传学家缪勒（H. J. Muller）在果蝇实验中发现 X 射线可人工诱发基因突变，并因此于 1946 年荣获诺贝尔生理学奖，这一研究成果导致了辐射遗传学的诞生。此后，科学家又发现化学物质也可以引起基因突变。以往人类只能从自然条件发生的变异中选择所需的物种，而今天则可以通过人工的方法诱发基因突变，为人工诱变为优良品种的培育开辟了道路。

物理化学因素可诱发基因突变的发现，也使人们对 20 世纪 40 年代发生的原子弹爆炸、化学污染、放射性物质泄露等事件导致新生儿畸形的原因有了科学的认识，为防治环境污染提供了理论依据。

1945 年 8 月，美国先后向日本广岛和长崎投了两颗原子弹，造成约 10.6 万人死亡，约 13 万人受伤。当时，缪勒就指出原子弹爆炸产生的辐射将引起深远的危害。果然，在战后的 20 多年里，广岛和长崎出现了数以百计的死胎和智障、肢体残疾的新生儿。

四、基因突变产生的后果及其对人类的影响

一般来讲，无论是碱基置换还是移码突变，均可引起基因中碱基的种类和排列顺序发生改变，从而使其所决定的多肽链中氨基酸的种类和排列顺序发生相应改变，进而导致蛋白质（或酶）在质或量上发生改变，由此引起相应的遗传性疾病。由于基因突变导致蛋白质分子结构或数量异常，引起机体功能障碍的疾病称为分子病。如人类血红蛋

白病、血浆蛋白缺乏症、受体蛋白缺乏症等。由于酶的遗传缺陷，导致机体代谢紊乱的疾病称为遗传性酶病（又称遗传性代谢缺陷）。如苯丙酮尿症、白化病、半乳糖血症等。

同步训练

A 型题

1. 基因突变是指

A. 染色体数目的改变

B. 染色体结构的改变

C. 碱基对的组成和排列顺序的改变

D. 染色体上基因发生重组

E. 蛋白质结构的改变

2. 在 DNA 编码序列中一个嘌呤碱基被另一个嘧啶碱基替代，这种突变称为

A. 转换　　　B. 颠换　　　C. 移码突变　　　D. 片段突变　　　E. 动态突变

3. 在一段 DNA 片段中发生如下变动，可引起移码突变的是

A. 碱基的转换　　　　　　B. 碱基的颠换

C. 不等交换　　　　　　　D. 1 个碱基对的缺失

E. 3 个碱基对的缺失

B 型题

4 ~ 6 题

　　A. 转换　　　B. 颠换　　　C. 移码突变　　　D. 整码突变　　　E. 动态突变

4. 在基因碱基序列中一个嘌呤碱基被一个嘧啶碱基替代，称为

5. 在基因碱基序列中一种嘌呤碱基被另一种嘌呤碱基替代，称为

6. 在基因碱基序列中插入碱基，称为

第四章　遗传的基本规律

■ 知识要点

分离定律的内容及细胞学基础；自由组合定律的内容及细胞学基础；连锁与互换定律的内容及细胞学基础。

"这孩子惯用左手像他爸爸，那孩子的双眼皮像他妈妈。"这是我们日常生活中经常听到的，这就是遗传。那么，父母的基因传递给子女时遵循哪些规律呢？

遗传与变异是生物的基本特征之一。生物的遗传性状是多种多样的，亲代向子代传递的并非现成的性状，而是控制性状发育的基因。基因在亲代与子代之间的传递是受遗传规律制约的，即分离定律、自由组合定律、连锁与互换定律。前两个定律是奥地利人孟德尔通过豌豆杂交实验，并采用科学方法统计实验结果总结出来的，称为孟德尔定律；后一个定律是美国人摩尔根通过果蝇实验总结出来的，称为摩尔根定律。

第一节　分离定律

孟德尔选用豌豆作为主要实验材料，有以下两个理由。

1. 豌豆具有稳定的、明显可分的对立性状。性状是生物体所具有的形态特征和生物特性的总称。豌豆各品种之间有着明显的形态差异，如有的植株开红花，有的植株开白花；有的种子是圆滑的，有的种子是皱缩的等。这些品种在这些性状上都很稳定，都能真实遗传。

2. 豌豆是自花授粉植物，而且又是闭花授粉，因此，没有外来花粉混杂，在人工授粉时，用外来花粉也很容易。

一、一对相对性状的豌豆杂交实验

豌豆品种中，有开红花的植株和开白花的植株。开红花的植株自花授粉，子代都开红花；开白花的植株自花授粉，子代都开白花。

孟德尔选用纯种的红花豌豆和纯种的白花豌豆作为亲本进行杂交，即去掉豌豆的雌蕊或雄蕊进行人工授粉。孟德尔发现，不论用红花豌豆做父本、白花豌豆做母本，还是反过来用白花豌豆做父本、红花豌豆做母本，其子一代（F_1）植株全部开红花，没有开白花的，也没有其他颜色的花。这样，红花对白花来讲，是个显性性状，即子一代表现出来的性状；白花对红花来讲是个隐性性状，即子一代没有表现出来的性状。这两种性状合起来是一对相对性状。相对性状是指同一性状在同种生物的不同个体之间所表现出来的对立差异。

　　孟德尔用子一代红花种子长出的植株进行自花授粉，发现在所产生的子二代（F_2）中，既有开红花的也有开白花的。这种在杂合后代中出现不同性状的现象称为性状分离。孟德尔进一步分析实验数据发现，在子二代所得的 929 株豌豆中，开红花的有 705 棵，开白花的有 224 棵，红花与白花的数量比为 3.15∶1，接近 3∶1。孟德尔在豌豆杂交实验中除了研究这一对相对性状外，还研究了其他 6 对相对性状，发现它们的遗传方式都与上述实验很相似，即在子一代中可以看到显性现象，在子二代中可以看到性状分离现象。其实验结果如表 4 - 1 所示。

表 4 - 1　孟德尔豌豆杂交实验 F_2 结果

性状类别	亲代的相对性状	F_1 性状	F_2 性状表现（数目）	比率
子叶颜色	黄色×绿色	黄色	黄色（6022）绿色（2001）	3.01∶1
成熟种子形状	圆滑×皱缩	圆滑	圆滑（5474）皱缩（1850）	2.96∶1
豆荚形状	饱满×不饱满	饱满	饱满（882）不饱满（299）	2.95∶1
未成熟豆荚颜色	绿色×黄色	绿色	绿色（428）黄色（152）	2.82∶1
花的位置	腋生×顶生	腋生	腋生（651）顶生（207）	3.14∶1
花的颜色	红花×白花	红花	红花（705）白花（224）	3.15∶1
茎的高度	高×矮	高	高（787）矮（277）	2.84∶1

二、对性状分离现象的解释

　　先介绍一些遗传学中常用的符号：P 表示亲本，♂ 表示父本，♀ 表示母本，× 表示杂交，G 表示配子，F_1 表示子一代，F_2 表示子二代。

　　在豌豆杂交实验中，为什么子一代表现为红花豌豆，而子二代又出现了红花和白花的性状分离？分离比为什么都接近于 3∶1？孟德尔为了解释这些现象，提出了以下几点假设：①遗传性状是由遗传因子（基因）决定的，一对基因控制一种性状的形成；②每个生殖细胞中只含一个遗传因子，即配子中的基因是成单的；③受精时，雌雄配子随机结合形成合子，遗传因子恢复了成对状态，即体细胞中基因是成对的，一个来自母本，一个来自父本。

　　具体地说，控制显性性状的基因称为显性基因，用大写英文字母表示；控制隐性性状的基因称为隐性基因，用小写英文字母表示。例如，控制红花豌豆的基因用 R 表示，控制白花豌豆的基因用 r 表示，R 和 r 是位于一对同源染色体相同位置的控制同类性状的基因，称为等位基因。亲本红花豌豆中含基因 RR，可以形成一种类型的生殖细胞（R），亲本白花豌豆中含基因 rr，也可以形成一种类型的生殖细胞（r），子一代为杂合的红花豌豆，含基因 Rr（图 4 - 1）。

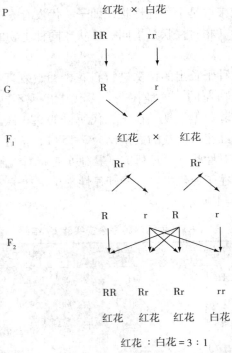

图 4 - 1　红花豌豆与白花豌豆杂交示意图

豌豆的红花和白花是生物体表现出来的性状，是肉眼能够看到的，称为表现型（简称表型）；而 RR、Rr、rr 是指与表现型相关的基因组成，是肉眼看不到的，称为基因型。基因型决定表现型，一般情况下，基因型相同，表现型也相同；而表现型相同，基因型不一定相同。组成 RR、rr 个体的两个基因相同，称为纯合体；组成 Rr 个体的两个基因彼此不同，称为杂合体。纯合体的性状可以稳定遗传，杂合体的后代会出现性状分离。

课堂互动

人的能卷舌和不能卷舌是一对相对性状。基因型 AA、Aa 的个体能卷舌，而基因型 aa 的个体不能卷舌。一个能卷舌（杂合体）的人与一个不能卷舌的人婚配，他们子女的表现型如何？

三、对性状分离假设的验证

为了验证上述实验解释是否正确，孟德尔还设计了测交实验，即用子一代杂合体（Rr）与隐性纯合体（rr）杂交，用以测定杂合体基因型的方法。按照孟德尔分离理论，子一代杂合子 Rr，表现型为红花，在形成配子时，R 基因与 r 基因彼此分离，形成数量相等的两种配子，一种含 R 基因，另一种含 r 基因。而隐性纯合体亲本 rr，表现型为白花，只形成一种含有 r 基因的配子。随机受精后将形成基因型为 Rr 和 rr 并且数量相等的受精卵，将来分别形成红花豌豆和白花豌豆，并且比例是 1∶1。实验结果完全符合预期，证明孟德尔的解释是正确的（图 4 - 2）。

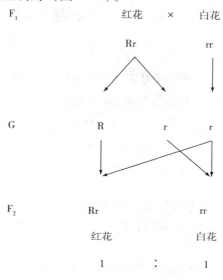

图 4 - 2　豌豆的测交示意图

课堂互动

基因型和表现型有何关系？举例说明。

四、分离定律的实质和细胞学基础

综上所述，孟德尔总结出了分离定律的内容：在生物体中，一对等位基因共同存在于一个细胞中，在形成配子时等位基因彼此分离，分别进入到不同的配子中去，这就是分离定律，也称为孟德尔第一定律。分离定律的实质是等位基因的分离；其细胞学基础是减数分裂时同源染色体的分离。分离定律适用于由一对等位基因控制的一对相对性状的遗传，人类的一些正常性状和遗传病的传递也遵从分离定律。

同步训练

A 型题

1. 黑发对金发为显性，一对夫妇全是杂合体黑发，他们的 3 个孩子全是黑发的比例是

  A. 3/4   B. 9/16   C. 9/12   D. 1/64   E. 27/64

2. 绵羊白色相对黑色为显性，两只杂合体的白羊为亲本，接连生下 3 只小羊都是白色。若它们再生第 4 只小羊，其毛色

    A. 一定是白色   B. 一定是黑色   C. 一定不是黑色

    D. 是白色的可能性大   E. 是黑色的可能性大

3. 已知人类有酒窝（A）相对无酒窝（a）是显性的，一对夫妇的基因型都是 Aa，那么他们子女无酒窝的可能性是

    A. 0   B. 25%   C. 50%   D. 75%   E. 100%

4. 双眼皮和单眼皮是由一对等位基因 A 和 a 决定的。某女孩儿的双亲都是双眼皮，而她却是单眼皮，则她的基因型及其父母的基因型依次是

    A. aa，AA，Aa   B. Aa，aa，Aa   C. aa，Aa，Aa

    D. Aa，AA，AA   E. Aa，Aa，aa

B 型题

5 ~ 9 题

    A. 生物体所具有的形态特征和生物特性的总称

    B. 在生物体中，一对等位基因共同存在于一个细胞中，在形成配子时等位基因彼此分离，分别进入到不同的配子中去

    C. 位于一对同源染色体相同位置的控制同类性状的基因

    D. 同一性状在同种生物的不同个体之间所表现出来的对立差异

    E. 与表现型相关的基因组成

    F. 组成个体的两个基因相同

5. 等位基因是指

6. 相对性状是指

7. 纯合体是指

8. 基因型是指

9. 分离定律是指

第二节　自由组合定律

孟德尔研究了一对相对性状的遗传后，又对两对或两对以上的相对性状进行了研究，分析它们杂交后代的遗传规律，并总结出自由组合定律，即孟德尔第二定律。

一、两对相对性状的豌豆杂交实验

孟德尔选用了子叶黄色种子、外形圆滑的纯种豌豆和子叶绿色种子、外形皱缩的纯种豌豆作为亲本进行杂交，不论用哪一种作为父本或母本，子一代全部是子叶黄色种子外形圆滑的豌豆。孟德尔又让子一代黄圆豌豆进行自花授粉，在所得到的子二代中出现了 4 种类型的豌豆：黄色圆滑、黄色皱缩、绿色圆滑和绿色皱缩。其中，黄色圆滑和绿色皱缩是亲本原有的性状组合，称为亲本组合；黄色皱缩和绿色圆滑是亲本所没有的组

合，称为重新组合。孟德尔对实验结果也进行了分析：在所得到的 556 粒 F_2 豌豆中，黄色圆滑、黄色皱缩、绿色圆滑和绿色皱缩的数量依次是 315 粒、101 粒、108 粒、32 粒。这 4 种表现型的数量比接近 9∶3∶3∶1（图 4－3）。

上述杂交实验结果，若按一对相对性状分析，子二代中：

黄色∶绿色 =（315＋101）∶（108＋32）=426∶140≈3∶1

圆滑∶皱缩 =（315＋108）∶（101＋32）=423∶133≈3∶1

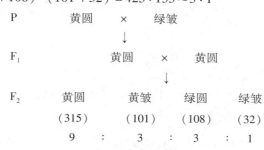

图 4－3　豌豆两对相对性状杂交示意图

由此可见，每对相对性状在 F_2 中的分离比分别为 3∶1，它们各自遵循分离定律。但是，把两对性状联系在一起来分析，F_2 中不仅有亲本组合类型，还有重新组合类型，并且得到的 4 种表现型的比例为 9∶3∶3∶1。这种现象该如何解释呢？

二、对自由组合现象的解释

豌豆子叶黄色和绿色是一对相对性状，由第一对染色体上的一对等位基因决定，黄色（Y）对绿色（y）是显性；豌豆种子外形圆滑和皱缩是一对相对性状，由第七对染色体上的一对等位基因决定，圆滑（R）对皱缩（r）为显性。

亲本黄色圆滑纯种豌豆的基因型为 YYRR，只产生一种 YR 的配子；亲本绿色皱缩纯种豌豆的基因型为 yyrr，只产生一种 yr 的配子。雌雄配子随机结合后，形成 F_1 的基因型为 YyRr，表现型为黄色圆滑。F_1 在产生配子的减数分裂过程中，等位基因 Y 和 y、R 和 r 随着同源染色体的分离而分开，而非等位基因 Y 和 R、Y 和 r、y 和 R、y 和 r 则随着非同源染色体的自由组合而自由组合，形成 4 种数量相等的配子，即 YR、Yr、yR、yr，它们的比例为 1∶1∶1∶1。随机受精后，F_2 将有 16 种组合，9 种基因型，4 种表现型，分别为黄圆、黄皱、绿圆、绿皱，比例为 9∶3∶3∶1（图 4－4）。

课堂互动

在豌豆中，种子黄色（Y）和圆滑（R）分别对绿色（y）和皱缩（r）为显性。现将黄色圆滑和黄色皱缩两种豌豆杂交，后代出现了 4 种表现型：黄圆、黄皱、绿圆和绿皱。试写出这两种豌豆的基因型。

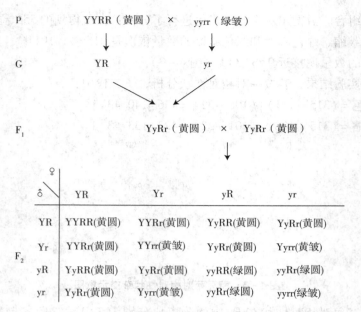

图 4-4 黄圆豌豆和绿皱豌豆杂交示意图

三、对自由组合假设的验证

孟德尔仍采用测交的方法来验证自由组合的真实性。即用 F₁ 杂合体黄圆豌豆与隐性纯合体绿皱豌豆进行杂交。非等位基因之间可以产生 4 种类型的配子，即 YR、Yr、yR、yr，且它们的比例为1∶1∶1∶1。而纯合体隐性亲本只产生 1 种类型的配子，即 yr。雌雄配子随机受精后，F₂ 将产生 4 种类型的豌豆组合，即 YyRr（黄圆）、Yyrr（黄皱）、yyRr（绿圆）、yyrr（绿皱），且它们的比例为1∶1∶1∶1（图4-5）。孟德尔的测交实验结果完全符合预期的设想，从而证实了 F₁ 杂合子在形成配子时，非等位基因的确是自由组合的，从而形成了四种类型的配子，即 YR、Yr、yR、yr，且它们的比为1∶1∶1∶1。

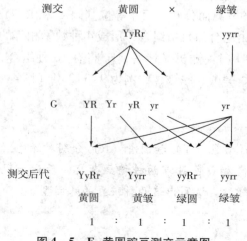

图 4-5 F₁ 黄圆豌豆测交示意图

四、自由组合定律的实质和细胞学基础

孟德尔根据上述实验结果总结出基因的自由组合定律：两对或两对以上的等位基因位于非同源染色体上，在形成配子时，等位基因彼此分离，非等位基因间自由组合，以均等机会组合到不同的配子中。自由组合定律的实质是非等位基因的自由组合；其细胞学基础是减数分裂时非同源染色体的自由组合。

自由组合定律适用于两对或两对以上相对性状的遗传分析，而控制这些性状的基因则位于非同源染色体上。

在人类遗传中，子代表现出既像父亲又像母亲的现象，就是父母基因自由组合的结果。

知识链接

孟德尔（Gregor Mendel，1822 – 1884）是现代遗传学的奠基人。1822 年，他出生于奥地利的一个农民家庭，童年时代对植物的生长和开花非常感兴趣。21 岁时，进入修道院成为一名修士。从 1857 年开始，他利用修道院后院的一小块菜地，以豌豆为主要实验材料，另外还种植了玉米、杨梅、山柳菊、石竹、菜豆等其他植物，做了长达 8 年的实验，并对实验结果进行了总结。于1865 年发表了论文《植物杂交实验》，提出了分离定律和自由组合定律，但当时他的实验成果并没有引起世人的重视。直到 1900 年，3 位生物学家通过类似的实验分别证实了孟德尔的理论，真理的光芒才得以展现。

同步训练

A 型题

1. 减数分裂中，等位基因的分离和非等位基因的自由组合发生在
   A. 形成初级精（卵）母细胞过程中　　　B. 减数第一次分裂四分体时期
   C. 形成次级精（卵）母细胞过程中　　　D. 形成精细胞或卵细胞过程中
   E. 同源染色体分离时期

2. 基因型为 AaBb 的个体，能产生多少种配子
   A. 数目相等的四种配子　　　　　　　　B. 数目两两相等的四种配子
   C. 数目相等的两种配子　　　　　　　　D. 数目不等的两种配子
   E. 以上四项都有可能

3. 基因型 AaBb 的个体自交，按自由组合定律，其后代中纯合体的个体占
   A. 3/8　　　B. 1/4　　　C. 5/8　　　D. 1/8　　　E. 1/2

4. 下列基因型中，具有相同表现型的是
   A. AABB 和 AaBB　　　B. AABb 和 Aabb　　　C. AaBb 和 aaBb
   D. AAbb 和 aaBb　　　E. aaBB 和 Aabb

5. 豌豆中，种子黄色（Y）和圆滑（R）分别对绿色（y）和皱缩（r）为显性。现有甲（黄色圆滑）与乙（黄色皱缩）两种豌豆杂交，后代有4种表现型。如让甲自交、乙测交，则它们的后代表现型之比应分别为

    A. 9:3:3:1 和 1:1   B. 3:3:1:1 和 1:1   C. 9:3:3:1 和 1:1

    D. 3:1 和 1:1   E. 9:3:3:1 和 3:1

B 型题

6 ~ 9 题

    A. 9:3:3:1   B. 3:1   C. 1:1   D. 1:1:1:1   E. 2:1

6. 分离定律的分离比为

7. 分离定律测交后代比为

8. 自由组合定律 F_1 自交所得 F_2 比为

9. 自由组合定律测交后代比为

第三节　连锁与互换定律

1900 年，在孟德尔的分离定律和自由组合定律得到科学界公认后，许多科学家开始用其他的生物作为实验材料，进行杂交实验。但是，在进行两对相对性状的杂交实验时，人们发现并不是所有结果都符合孟德尔的自由组合定律。于是，一度有人对孟德尔定律产生了怀疑。直到美国遗传学家摩尔根和他的学生用果蝇做实验材料，进行了大量的遗传学实验，不仅证实了孟德尔的分离定律和自由组合定律是正确的，而且揭示了遗传的第三个基本规律，即连锁与互换定律，科学地解释了孟德尔定律所不能解释的遗传现象，补充并发展了孟德尔定律。

一、完全连锁

摩尔根选择了纯种灰身长翅果蝇和纯种黑身残翅果蝇杂交，发现 F_1 全部是灰身长翅类型。由此可知，果蝇的灰身对黑身是显性，灰身由基因 B 控制，则控制黑身的基因就是 b；长翅对残翅是显性，长翅由基因 V 控制，则残翅就由基因 v 控制。所以，纯种灰身长翅果蝇的基因型是 BBVV，纯种黑身残翅果蝇的基因型为 bbvv。F_1 灰身长翅果蝇的基因型应该是 BbVv（图 4 - 6）。

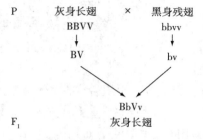

图 4 - 6　纯种灰身长翅果蝇与纯种黑身残翅果蝇杂交示意图

摩尔根对 F_1 的雄果蝇进行测交，即用 F_1 灰身长翅的雄果蝇（BbVv）与黑身残翅雌果蝇（bbvv）进行杂交。按照孟德尔自由组合定律来分析，F_1 灰身长翅的雄果蝇应该产生 4 种类型的精子，即 BV、Bv、bV、bv，且它们的比例为 1:1:1:1；而黑身残翅的雌果蝇只产生 1 种类型的卵细胞 bv。雌雄配子受精后，后代将出现 4 种类型的组合，即 BbVv、Bbvv、bbVv、bbvv，测交后代将出现 4 种类型的果蝇，即灰身长翅、灰身残翅、黑身长翅和黑身残翅，且它们的比例为 1:1:1:1。然而，测交结果并非如此，而是只出现了两种亲本组合类型，即灰身长翅和黑身残翅，且它们的比例为 1:1，并未出现重新组合类型。显然，实验结果是无法用自由组合定律来解释的。那么如何解释这种现象呢？

摩尔根假设控制两对相对性状的两对等位基因位于一对同源染色体上，即果蝇的灰身基因（B）和长翅基因（V）位于同一条染色体上；而黑身基因（b）和残翅基因（v）位于另一条同源染色体上。所以，当两种纯种的灰身长翅果蝇和纯种的黑身残翅果蝇杂交后，F_1 的基因型为 BbVv，表现为灰身长翅。在 F_1 雄果蝇产生配子时，BV、bv 只能随着各自所在的染色体联合传递而不能自由组合，这样，B 和 V、b 和 v 就不能分离，因此，F_1 雄果蝇只能产生 BV 和 bv 两种类型的精子，分别与雌果蝇产生的含 bv 的卵细胞结合后，便形成灰身长翅（BbVv）和黑身残翅（bbvv）两种类型的果蝇，且比例为 1:1（图 4 - 7）。

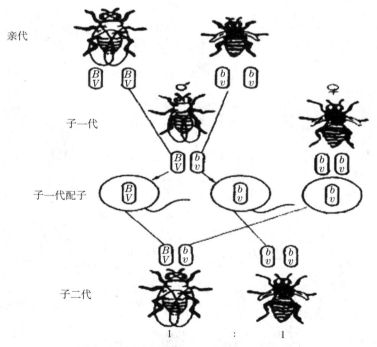

图 4 - 7 果蝇的完全连锁遗传分析示意图

摩尔根把位于一条染色体上的基因相伴随传递的现象称为连锁；如果连锁的基因未发生交换，测交后代完全是亲本组合的现象称为完全连锁。

连锁定律的内容：两对或两对以上的等位基因位于一对同源染色体上，在形成配子时，同一条染色体上的不同基因彼此连锁在一起作为一个整体传递。

目前认为，人类的基因约有 3 万个左右，分布在 23 对染色体上。同一条染色体上分布的若干基因，彼此间相互连锁构成一个连锁群。连锁群的数目一般与染色体的数目一致，如女性 23 对染色体构成 23 个连锁群；男性因性染色体 X、Y 的形态结构不同，所以有 24 个连锁群。那么，连锁群中的基因组合是一成不变的吗？事实上，在生物界中，完全连锁现象并不多见，目前只在雄果蝇和雌家蚕中发现，其他绝大多数生物普遍存在的现象是不完全连锁。

二、不完全连锁

摩尔根等人又对 F₁ 的雌果蝇进行了测交，即让 F₁ 雌果蝇（BbVv）与黑身残翅雄果蝇（bbvv）进行杂交，出乎意料的是，F₂ 的表现型不符合完全连锁定律，即不是只产生灰身长翅和黑身残翅两种类型。测交结果是 4 种类型，即灰身长翅、灰身残翅、黑身长翅和黑身残翅，但它们之间的数量比又不符合孟德尔自由组合定律的 1：1：1：1，而是大部分是亲本组合（83%），少部分出现了重新组合类型（17%）（图 4－8）。

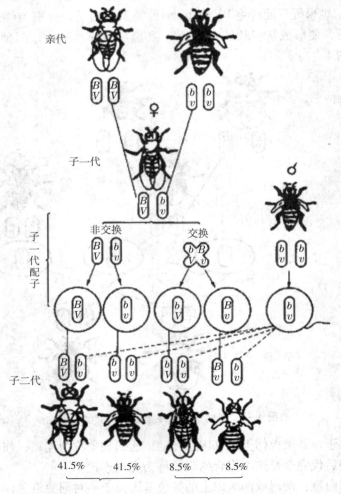

图 4－8 果蝇的不完全连锁遗传分析示意图

　　为什么会这样呢？原来，F_1 雌果蝇在形成卵子时，基因 BV 和 bv 大多连锁在一起，但由于同源染色体的联会和同源非姐妹染色单体的交叉，使得部分连锁基因 BV 和 bv 之间发生了互换，这样就可以产生 4 种类型的卵子，即 BV、Bv、bV、bv，当与黑身残翅的雄果蝇产生的精子 bv 受精后，将会形成 4 种类型的果蝇，即灰身长翅、灰身残翅、黑身长翅和黑身残翅。但由于发生互换的细胞毕竟是少数，因此，重新组合类型少而亲本组合类型多。

　　在上述雌果蝇的测交实验中，连锁的基因在传递的过程中大部分联合在一起传递，只有少部分发生互换，这种现象称为不完全连锁。

三、连锁与互换定律的细胞学基础

　　形成配子时，同源染色体的联会和交叉是连锁互换定律的细胞学基础。同源非姐妹染色单体间发生交换而产生的基因重组是互换的实质。

　　连锁互换定律与自由组合定律并不冲突，它们是在不同的前提条件下发生的遗传规律：位于非同源染色体上的两对或两对以上的等位基因，按照自由组合定律传递，而位于同源染色体上的两对或多对等位基因则会按照连锁互换定律传递。

同步训练

A 型题

1. 对于连锁互换定律下列哪种说法是正确的
   A. 一对等位基因控制的一对相对性状的遗传
   B. 两对等位基因控制的两种相对性状的遗传
   C. 位于一对同源染色体上的两对或两对以上的等位基因控制的两种或两种以上相对性状的遗传
   D. 位于两对或两对以上同源染色体上的两对或两对以上的等位基因控制的两种或两种以上的相对性状的遗传
   E. 以上说法都不正确

2. 对子一代雌果蝇进行测交，所产生的子二代出现 4 种类型的果蝇，其比例为
   A. 1：1：1：1　　　　B. 9：3：3：1　　　　C. 3：3：1：1
   D. 大部分是亲组合类型，只有少数是重新组合类型
   E. 上述四种情况都不是

3. 杂合体灰身长翅的雄果蝇与黑身残翅的雌果蝇杂交，其后代
   A. 全都是灰身长翅类型
   B. 全都是黑身残翅类型
   C. 灰身长翅类型和黑身残翅类型，且它们的比为 1：1
   D. 灰身长翅类型和黑身残翅类型，且它们的比为 3：1
   E. 灰身长翅、黑身残翅、灰身残翅和黑身残翅 4 种类型，且它们的比为 1：1：1：1

4. 连锁互换定律的细胞学基础是
    A. 减数分裂时同源染色体的分离
    B. 减数分裂时非同源染色体的自由组合
    C. 减数第二次分裂时姐妹染色单体的分离
    D. 减数分裂时同源染色体的联会和交叉
    E. 减数分裂时非姐妹染色单体间的交换

B 型题

5～10 题
    A. 等位基因的分离
    B. 非等位基因的自由组合
    C. 同源染色体的分离和同源非姐妹染色单体间发生交换而产生的基因重组
    D. 减数分裂时同源染色体的分离
    E. 减数分裂时非同源染色体的自由组合
    F. 同源染色体的联会和交叉

5. 分离定律的实质是
6. 分离定律的细胞学基础是
7. 自由组合定律的实质是
8. 自由组合定律的细胞学基础是
9. 连锁互换定律的实质是
10. 连锁互换定律的细胞学基础是

第五章　遗传性疾病与优生

 知识要点

　　常见染色体病的核型和临床表现；单基因遗传病的系谱分析；常染色体显性遗传病和常染色体隐性遗传病的特点；多基因遗传病的特点；遗传病的预防。

第一节　遗传病的概念及分类

一、遗传病的概念

　　遗传病是指遗传物质的结构或功能发生改变而引起的一类疾病。遗传病可以是个体的生殖细胞或受精卵的遗传物质发生改变，导致后代患病，如21－三体综合征；也可以是体细胞内遗传物质改变，导致本人患病，如肿瘤。

（一）遗传病的特点

　　1. 遗传物质改变　　遗传物质的改变是遗传病的基础，也是遗传病与其他疾病的本质区别。DNA 上基因的改变可引起单基因遗传病和多基因遗传病，DNA 载体染色体的改变可引起染色体遗传病。

　　2. 垂直传递　　遗传病一般在上下代之间呈垂直传递，即亲代与子代之间代代遗传。这种遗传的本质不是疾病本身的传递，而是决定疾病的遗传物质的传递，子代再通过表型异常或疾病表现出来。因此，并不是每一种遗传病都能代代观察到，比如隐性遗传病中，亲代把隐性基因遗传给子代，但子代只有一个致病基因，则表现型正常，不表现出疾病。

　　3. 先天性　　大多数遗传病都具有先天性，即出生缺陷。

　　4. 终生性　　遗传病一般都是终生患病，通过治疗可以改变患者表型，但其遗传物质并未改变，仍可遗传给下一代。

　　5. 家族性　　遗传病一般都有家族聚集性。

（二）相关概念

正确理解遗传病，必须注意分清以下两组概念。

1. 先天性疾病与遗传病　婴儿出生时就表现出来的疾病称为先天性疾病。大多数遗传病在婴儿出生时就显示出症状，如白化病是一种单基因遗传病，患儿出生时就表现出头发颜色浅甚至全白的症状。但先天性疾病并非都是遗传病，孕妇妊娠及分娩期间由于生物、物理、化学等因素造成胚胎发育异常而导致的先天畸形，就只是先天性疾病，但不是遗传病。例如，孕妇分娩时间过长，导致胎儿头部受到压力过多，引起颅内出血，最终导致胎儿癫痫，这种先天性癫痫就不是遗传病。另外，也不是所有遗传病都表现出先天性，某些遗传病患者出生时没有症状，要到一定的年龄后才会表现出来。例如家族性多发性结肠息肉症是一种常染色体显性遗传病，患者出生时无任何异常，20 岁以后才逐渐显现病症。

2. 家族性疾病与遗传病　家族性疾病是指一个家庭中多个成员患有同一种病，或者某一疾病有家族史。遗传病往往表现出家族性，但家族性疾病并非都是遗传病。同一家族中的成员生活条件往往相似，环境因素常常可以引起一个家族中多个成员都患某种疾病。如家庭饮食中缺碘，则很可能多个家族成员都患地方性甲状腺肿（大脖子病）。另外，有些遗传病并无家族史，这些疾病多是常染色体隐性遗传病，如苯丙酮尿症等。由于这些遗传病发病率较低，通常携带者不容易相遇结婚，则很少有患儿出生，所以，往往家族中只有一个患者，其他成员都表现正常。

 课堂互动

　　传染病是否可能是遗传病？又是否可能是家族性疾病？

二、疾病发生中的遗传因素和环境因素

人类的一切性状（包括疾病）都是遗传因素和环境因素相互作用的结果，根据疾病发生中遗传因素和环境因素的不同作用，可将疾病分为 4 类。

（一）发病完全由遗传因素决定，没有环境因素的作用

大多数单基因病属于此类，如多指（趾）症、甲型血友病等。很多染色体病也属于此类，如 21 – 三体综合征等。

（二）基本上由遗传因素决定，但需要环境因素作为诱因才发病

某些代谢缺陷疾病就属于此类，例如苯丙酮尿症，患者具有隐性纯合致病基因即可导致体内苯丙氨酸代谢障碍，在摄入含苯丙氨酸的食物后就会诱导苯丙酮尿症的产生。由于一般的婴儿食品（母乳、配方奶粉等）都含有苯丙氨酸，所以最初发现苯丙酮尿症时，认为它属于完全遗传因素决定的疾病，后来证明低苯丙氨酸的食物可以缓解此

病，才认定苯丙氨酸也是此病诱因。

（三）遗传因素和环境因素对发病都有作用

此类疾病一般是遗传因素和环境因素共同作用的结果，多基因遗传病便属于此类。例如，精神分裂症的遗传度是80%，决定发病的遗传因素大、环境因素小；消化性溃疡的遗传度是37%，决定发病的遗传因素小、环境因素大。

（四）发病完全取决于环境因素，与遗传因素无关

例如烧伤、中毒等。

上述4类疾病中，前3类都和遗传因素有关，都属于遗传病。

 课堂互动

遗传病是否都与遗传因素有关？是否都是遗传因素占主导地位？

三、遗传病的分类

根据遗传物质改变情况的不同，遗传病可分为以下几类（图5-1）。

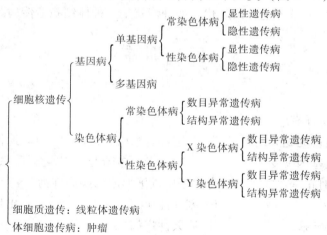

图5-1 遗传病的分类

（一）单基因遗传病

单基因病是指一对等位基因控制的一对相对性状，其中有一种性状表现为患病，即是否发病受一对等位基因的控制。例如并指、半乳糖血症、红绿色盲、抗维生素D性佝偻病等都属于单基因病。

（二）多基因遗传病

多基因病是指疾病由多对基因共同控制，且发病还受到环境因素的影响。例如哮喘、原发性高血压、唇腭裂等。

（三）染色体遗传病

染色体病是指由于染色体数目或结构异常所引起的疾病。由于染色体异常涉及的基因比较多，所以染色体病造成的危害远大于单基因病。先天愚型（21－三体综合征）是最常见的一种染色体病。

（四）线粒体遗传病

线粒体病是指由于线粒体内的 DNA 突变所引起的疾病。由于受精卵中的线粒体基本来自母亲的卵细胞，所以，线粒体病一般呈现出母系遗传的特点。例如，Leber 遗传性视神经病就是一种线粒体病。

（五）体细胞遗传病

体细胞遗传病是指体细胞内的 DNA 发生异常所引起的一类疾病。由于不是生殖细胞 DNA 改变，所以一般不遗传给后代，如肿瘤就是一种体细胞遗传病。

同步训练

A 型题

1. 遗传病的特征有
   A. 一定表现为先天性　　　B. 一定都有家族聚集性　　　C. 遗传物质一定改变
   D. 一定是基因突变　　　E. 一定是染色体畸变

2. 婴儿出生时正常，在生长发育过程中逐渐形成的疾病称为
   A. 遗传病　　　B. 家族性疾病　　　C. 出生缺陷
   D. 先天性疾病　　　E. 后天性疾病

B 型题

3 ~ 5 题
   A. 单基因病　　　B. 多基因病　　　C. 染色体病
   D. 线粒体病　　　E. 体细胞遗传病

3. 一般不会传递给下一代的疾病是

4. 哮喘一般属于

5. 红绿色盲一般属于

第二节 染色体病

染色体病是人类染色体异常引发的疾病。由于细胞中 DNA 的主要载体是染色体，染色体的异常能引起 DNA 较大的变化，从而引发严重的遗传后果，所以，染色体病往往不是某种单一的遗传病，而是很多病症的综合征。

一、染色体畸变

染色体畸变是指染色体数目和结构上的异常，包括染色体数目畸变和染色体结构畸变。

（一）染色体数目畸变

正常人体细胞中的染色体数目是恒定的，为46条。染色体数目的增加或减少，则引起染色体数目畸变，包括整倍性变异、非整倍性变异和嵌合体3类。

1. 整倍性变异 含有全部遗传信息的一组染色体，称染色体组，而含有一个染色体组的细胞为单倍体（用 n 表示，人类 n = 23）。正常人类的精、卵细胞都是单倍体，受精卵及由其发育而来的体细胞则为二倍体（以 2n 表示）。整倍性变异是指体细胞中的染色体数不是正常人体的 2n，而是以染色体组为单位成倍地增加或减少，即单倍体（n = 23）、三倍体（3n = 69）或四倍体（4n = 92）。

整倍性变异在临床上并不多见，多数三倍体胎儿都未能完全发育成熟而自然流产，即使有患儿出生，往往都在一年内夭折。临床未见单倍体和四倍体患儿出生。多倍体细胞常见于肿瘤组织。

三倍体形成常见的原因为双雄受精或双雌受精。双雄受精即同时有两个精子与卵子结合（图5-2），可形成69,XXX、69,XXY 和69,XYY 三种类型的受精卵；双雌受精，即卵细胞第二次减数分裂后期时，次级卵母细胞没有产生第二极体，因此，原来应进入第二极体的那一组染色体仍留在卵子内，这样的卵子与正常精子结合后，即可形成核型为69,XXY 或69,XXX 的受精卵（图5-3）。

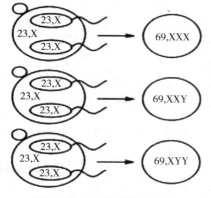

图5-2 双雄受精示意图

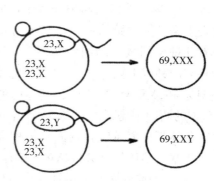

图5-3 双雌受精示意图

四倍体形成的原因有哪些？是否可能是两个精子和两个卵子的结合而形成？

2. 非整倍性变异　在正常人二倍体的基础上，染色体增加或减少一条至数条（非 23 的整数倍）都称为非整倍性变异。染色体数目大于 2n，称为超二倍体；染色体数目小于 2n，称为亚二倍体。临床上最常见的为超二倍体中的 21 – 三体型，即多了一条 21 号染色体。

非整倍体变异产生的原因主要为染色体不分离。减数分裂过程中，假如某对同源染色体或某两条姐妹染色单体未分离，便不能分别移向两极，只能同时进入一个子细胞核中，结果细胞分裂后形成的两个子细胞中，一个染色体数目增多，另一个则染色体数目减少，它们与正常配子结合后形成非整倍体（图 5 – 4）。

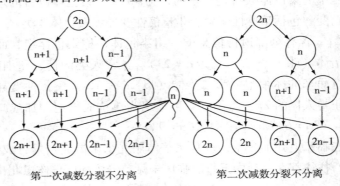

第一次减数分裂不分离　　　　第二次减数分裂不分离

图 5 – 4　减数分裂不分离产生非整倍体变异

某人为染色体数目畸变，但染色体检查发现其细胞中的染色体数目全部是 46 条，你能说明这是怎么回事吗？

3. 嵌合体　受精卵卵裂过程中，如果某细胞有丝分裂时发生染色体的姐妹染色单体不分离，将导致此个体中具有几种不同核型的细胞（图 5 – 5）。嵌合体就是指由两种或两种以上染色体核型的细胞系组成的个体，比如核型为 46,XX/45,X 个体，其体内便有核型为 46,XX 和 45,X 的两种细胞系。从图 5 – 5 中可以推测，卵裂时发生染色体不分离越晚，则嵌合体中异常的细胞数目就越少，正常二倍体细胞数目越多，临床症状就越轻。

4. 染色体数目畸变的描述　染色体数目畸变的描述

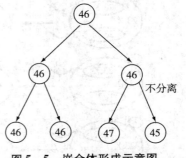

图 5 – 5　嵌合体形成示意图

为：染色体总数，性染色体组成，（＋）或（－）异常染色体序号。例如，21－三体型男性个体的核型为 47,XY,+21；多一条 X 染色体的三倍体女性为 69,XXX。

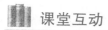 **课堂互动**

说出核型为 48,XXXX 患者体内的染色体情况。

（二）染色体结构畸变

染色体在某些环境因素的作用下，可能发生断裂。假如一条染色体发生断裂后在原位重接，则为愈合，将不引起遗传效应。如果染色体断裂后未在原位重接，而是发生了丢失、移动或交换片段，则会引起染色体结构畸变。染色体结构畸变的主要类型有缺失、重复、倒位和易位。

1. 缺失　染色体断裂后，部分片段丢失称为缺失，可分为末端缺失和中间缺失（图 5－6）。一条染色体发生断裂后，形成一个有着丝粒的片段和一至数个无着丝粒的片段，后者因不能与纺锤丝相连而不会移向两极，经过一次分裂即丢失于细胞质中。末端缺失是指染色体发生断裂后，无着丝粒的片段丢失。中间缺失是指染色体的同一条臂发生两次断裂后，两个断裂点之间的片段丢失，其他部分重接。

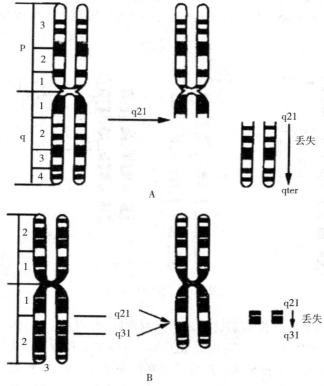

图 5－6　缺失示意图（A 末端缺失，B 中间缺失）

2. 重复 染色体某一片段含有两份或两份以上称为重复（图5-7）。重复的主要原因是染色体发生断裂，被其同源染色体发生断裂后的片段插入。

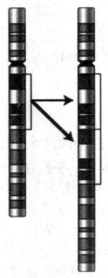

图5-7 正位重复示意图

3. 倒位 一条染色体发生两次断裂，中间断片倒转180°后重接，称为倒位（图5-8）。尽管倒位没有DNA的增加或减少，但DNA的顺序发生了改变，引起基因顺序的颠倒。

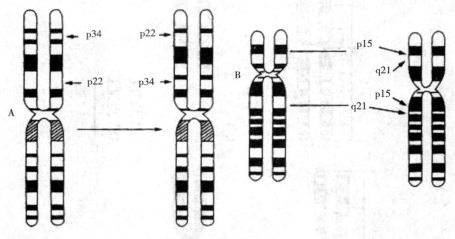

图5-8 倒位示意图

4. 易位 染色体发生断裂后，断片插入到非同源染色体上，称为易位。主要有相互易位和罗伯逊易位两种（图5-9）。相互易位在临床上较常见，是指两条染色体发生断裂后，两个断片相互交换重接，形成两条新的染色体。罗伯逊易位又称着丝粒融合，通常是两条近端着丝粒染色体在着丝粒区断裂，两条长臂彼此连接成一条新染色体；两条短臂直接丢失，或者融合成一条很小的染色体，但一般也在随后的细胞分裂中消失。

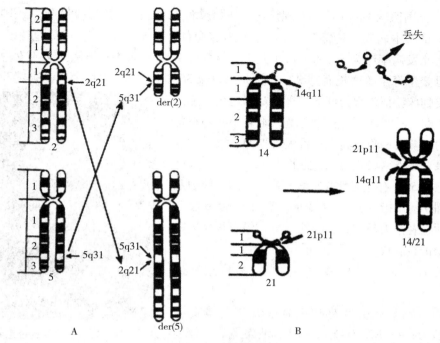

图 5-9　易位示意图（A 相互易位，B 罗伯逊易位）

5. 染色体结构畸变的描述　染色体结构畸变的描述为：染色体总数，性染色体组成，畸变类型符号，异常染色体序号和染色体畸变的区带号。例如，核型 46，XX，del（5）（p15），表示某女性患者 5 号染色体短臂 1 区 5 带发生断裂，无着丝粒一端缺失。

课堂互动

　　染色体结构畸变患者细胞中的染色体数目是否都为 46？如果不是，有哪些情况？

二、常见染色体病

　　染色体数目和结构异常所导致的疾病，称为染色体病。由于每条染色体上都有大量的基因，染色体畸变必然引起严重的遗传后果，所以，临床上染色体病大多表现为多种病症的综合征，且有相当部分的染色体异常胎儿死于自然流产。人类染色体病包括常染色体病和性染色体病，现已明确的染色体综合征有百余种。

（一）常染色体病

　　由于常染色体（1~22 号染色体）异常所导致的疾病，称为常染色体病。常染色体病占染色体病总数的 2/3。其共同的临床表现一般为智力低下、生长发育迟缓并伴有其他器官发育异常。

　　1. 21-三体综合征　又称先天愚型、唐氏综合征，是最常见的一种染色体病。

1866 年，英国医生 Down 首先发现该病，所以又称 Down 综合征。1959 年，法国遗传学家Lejeune证实本病病因是患者多了一条 G 组染色体，后来确定是 21 号染色体。

新生儿发病率约为 1/800，占小儿染色体病的 70%～80%，男患儿多于女患儿。发病率随母亲生育年龄增长而升高，特别是当母亲 35 岁以上生育时，发病率显著增高。

主要临床特征为智力低下、身体发育迟缓。患儿出生不久即显示特殊面容：眼距宽，眼裂小，外眼角上斜，内眦赘皮；腭弓高尖；舌大常外伸，故又称伸舌样痴呆（图 5－10）。患者肌张力低，关节可过度屈曲。患者 50% 有先天性心脏病，并有唇裂、腭裂及多指（趾）、并指（趾）等畸形。男性患者一般不育，女性患者常无月经，少数能生育，但有很高风险将此病遗传给后代。

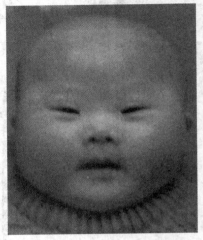

图 5－10　21－三体综合征患者面容

主要有 3 种不同核型：三体型、易位型和嵌合型。

（1）三体型　先天愚型患者中约 95% 为此类型，核型为：47，XX（XY），+21。绝大多数三体型患者多的一条 21 号染色体来源于母方，产生的原因为卵细胞减数分裂过程中 21 号染色体不分离，形成 24，X，+21 和 22，X，－21 两种卵子，而前者和正常精细胞结合便产生三体型先天愚型患者。

（2）易位型　约3%～4%的先天愚型患者属于此类型，其核型为 46，XX（XY），－14，+t（14q21q），即患者体内少了一条 14 号染色体，多了一条 14 号染色体和 21 号染色体的罗伯逊易位染色体。

（3）嵌合型　约1%～2%的先天愚型患者为嵌合型，其核型为 46，XX（XY）/47，XX（XY），+21。此类先天愚型患者是由于受精卵卵裂过程中有丝分裂不分离所致。患者的临床症状取决于其异常细胞系所占比例，异常细胞越多，其症状越严重，但一般都轻于三体型患者。

目前，该病尚无有效的治疗方法，只能对患儿进行长期耐心的教育和训练。预防本病的方法有合理的遗传咨询、加强孕妇保健、减少或避免高龄怀孕。临床医生可根据患儿父母以前的孕产史进行遗传咨询，加强围产期保健，积极争取产前诊断，必要时可进行唐氏筛查。

2. 18－三体综合征　又称 Edward 综合征，由 Edward 于 1960 年首先报道。

该病在新生儿中的发病率约为 1/3500～1/8000。

主要临床特征是患儿生长发育迟缓；肌张力高；特殊握拳姿势，即第二、五指压在第三、四指上；跟骨突出呈船形足；常伴有先天性心脏病。多数患儿在出生后半年内死亡，存活 1 年以上者可见严重智力发育不全。

80% 的患者核型为 47，XX（XY），+18；少数患者为嵌合体或易位型。发病原因与21－三体综合征相似，为母亲卵细胞减数分裂过程中 18 号染色体不分离。

3. 13-三体综合征 又称 Patau 综合征，新生儿中的发病率约为 1/6000。

患者的畸形比上述两种综合征更为严重，死亡率更高，45% 的患者在出生后 1 个月内死亡，极少数能存活 3 年以上。主要临床特征：中度小头畸形；常有唇裂、腭裂，颌小，多指（趾）；常伴有先天性心脏病。男性多有隐睾，女性多有双角子宫及卵巢发育不良。

患者核型多为 47,XX（XY），+13。

4. 猫叫综合征 又称 5p⁻ 综合征，它是最常见的常染色体缺失综合征。

该病在新生儿中的发病率约为 1/50000，受累个体中女性多于男性。

主要临床特征：患儿在婴儿期哭声长而悲伤，类似猫叫声，所以称为猫叫综合征。猫叫哭声持续时间各例不同，数周、数月或数年，一般长大后消失。患者其他临床特征有严重的智力低下；颅面部畸形，小头，满月脸；眼距宽，内眦赘皮，斜视；鼻梁宽而扁平；小颌；皮纹异常；常伴有先天性心脏病。大部分患者可活至儿童期，但智力障碍严重。

患者核型多数为 46,XX（XY），5p⁻。发病原因是患者 5 号染色体短臂 5p14 或 5p15 缺失。

 课堂互动

染色体数目畸变和结构畸变中，一般哪类畸变引起的遗传病更严重，为什么？

（二）性染色体病

由于性染色体（X 或 Y 染色体）异常所引起的疾病，称为性染色体病。患者共同的临床特征一般有性发育不全、两性畸形或生殖能力下降。

1. 先天性睾丸发育不全综合征 1942 年，Klinefelter 等发现此征，故又名 Klinefelter 综合征。1956 年，Bradbury 等在患者细胞中发现性染色质 X 小体为阳性（正常男性为阴性）。1959 年，Jacobs 和 Strong 证实患者的核型为 47,XXY。

本病发病率较高，男性新生儿中占 1/1000，男性精神病患者中占 1/100，男性不育患者中占 1/10。

主要临床症状：外观为男性，在儿童期无任何症状，青春期后症状逐渐明显：患者身材高大；具男性外生殖器，但睾丸小或为隐睾，不能产生精子，故不能生育；患者第二性征发育不良，一般无须，无喉结；约 25% 的患者乳房发育，皮下脂肪发达，皮肤细嫩；少数患者伴有先天性心脏病；智力正常或轻度低下（图 5-11）。

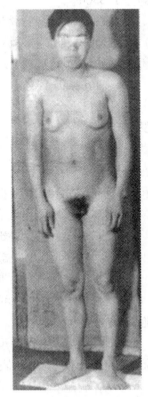

图 5-11　Klinefelter 综合征患者

患者核型主要为 47,XXY。产生原因主要是患者双亲之一在生殖细胞形成过程中发生了性染色体不分离。本病患者不育，不会将多余的性染色体传给后代。约 10% ~ 15% 的患者核型为嵌合体，如 46,XY/47,XXY，原因是患者胚胎发育早期卵裂有丝分裂时发生了染色体不分离，此类患者一般一侧睾丸发育正常，可具有生育能力。

该病的治疗主要是在染色体核型分析确诊后，于青春期用雄激素替代治疗，可促进患者第二性征发育，使患者具有男性化表型，增加社会适应能力，改善精神状态。

高危孕妇的产前诊断：可抽取羊水，离心得到绒毛细胞并进行染色体核型分析；也可利用荧光原位杂交技术测定母血胎儿细胞得到染色 DNA。确诊后可终止妊娠。

2. 先天性卵巢发育不全综合征 也称性腺发育不全症、Turner 综合征。1938 年，Turner 首先报道此症。1959 年，Ford 等证明患者的核型为 45,X。

在新生女婴中发病率约为 1/5000，成年妇女中约为 1/3500。

主要临床特征：身材矮小（多数在 140cm 以下），性器官幼稚，肘外翻。患者表型为女性，原发闭经，虽有卵巢基质但无滤泡，外生殖器发育差，青春期乳腺仍不发育，乳头发育不良，乳间距宽，性腺发育不全。后发际低，50% 有蹼颈，并常并发肾畸形（图 5-12）。

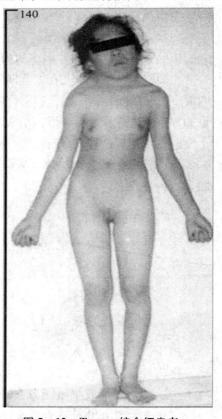

图 5-12 Turner 综合征患者

Turner 综合征的核型主要为 45,X，产生原因约有 75% 是父亲产生精子的减数分裂时，发生了性染色体不分离，不含性染色体的精子和正常卵子结合后产生本病患者。少数患者为嵌合体 46,XX/45,X；47,XXX/45,X；46,XX/45,X/47,XXX。嵌合体患者症状较轻，没有典型体征。

治疗方案主要是改善患者最终身高和性征发育，保证其心理健康。确诊后，应尽早使用生长激素，使患儿身高明显增长。同时定期检测甲状腺功能和骨龄发育情况，当骨龄 12 岁以上时，可开始口服小剂量雌激素治疗，以促进乳房和外生殖器发育。

高危孕妇的产前诊断可如 Klinefelter 综合征，即采用绒毛细胞核型分析和母血胎儿细胞 DNA 测定。

3. 两性畸形 两性畸形是指患者体内的性腺或内外生殖器、副性征具有两性的特征。主要有真两性畸形和假两性畸形两类。

（1）真两性畸形 若患者体内同时有男女两种性腺且其外生殖器与第二性征介于两性之间，称为真两性畸形。不同患者体内的两性性腺有较大差异，其中约有 40% 的患者同时具有睾丸和卵巢，分别位于身体的两侧；另有 40% 的患者体内一侧为卵巢或睾丸，另一侧为卵巢组织与睾丸组织混合而成的结构——卵睾；还有 20% 的患者两侧均为卵睾。真两性畸形患者主要的核型有 46,XY/46,XX；46,XX/47,XXY 和 46,XY/45,X 等。随核型的不同，患者的表型和临床症状有一定的差异。

（2）假两性畸形 患者体内只有一种性腺，但性腺与外生殖器不一致称假两性畸形。根据患者体内性腺的类型，又可分为男性假两性畸形和女性假两性畸形。

男性假两性畸形 患者核型为 46,XY，有睾丸，但外生殖器和第二性征介于两性之间。例如睾丸女性化综合征，患者有睾丸但体型与外生殖器的表现型为女性。睾丸内有间质细胞，可分泌雄激素且达正常水平，但无男性生殖管道，外生殖器呈女性型，有阴唇、阴道和阴蒂。

女性假两性畸形 患者的核型为 46,XX，有卵巢，但外生殖器和第二性征有不同程度地男性化。其临床表现是患者毛发发达，有胡须、声音低沉、乳房不发育，原发闭经，阴蒂肥大似阴茎等。

知识链接

美女老师原是"纯爷们"

小张是一位老师，良好的文化修养和外形条件，使其身边追求者众多。唯一让她烦心的是，自己 25 岁了，却从没来过例假。在当地医院检查过，一直认为是"原发性闭经"。直到最近，家里催促她结婚，考虑到婚后要小孩的事情，她决定到武汉大学人民医院检查，B 超检查显示她居然没有子宫，卵巢也发育不良，且腹部有两个球状阴影，考虑为隐睾。进一步做性激素和染色体检查，显示其睾酮偏高，染色体核型分析为 46,XY。从生物学上说，"她"就是一名男性！这就是两性畸形。

同步训练

A 型题

1. 最常见的染色体病是

    A. Klinefelter 综合征   B. 猫叫综合征   C. Turner 综合征

    D. Down 综合征   E. Edward 综合征

2. 某个体染色体检查发现 X 染色质阳性，可能是

    A. Turner 综合征患者   B. 正常男性   C. 男性假两性畸形患者

    D. Down 综合征男性患者   E. Klinefelter 综合征患者

3. 猫叫综合征的发生是由于患者染色体的

    A. 整倍体变异   B. 非整倍体变异   C. 缺失

    D. 倒位   E. 易位

B 型题

4~7 题

　　A. 45, X　　　　　　　　　　　B. 47, XXY　　　　　　C. 47, XX（XY）, +21

　　D. 47, XX（XY）, +13　　　　　　　　　　　　　　　E. 46, XX（XY）, 5p⁻

4. 染色体结构畸变患者的核型是

5. 染色体畸变中的单体型有

6. 先天性睾丸发育不全综合征患者核型是

7. Turner 综合征患者核型是

第三节　单基因遗传病

　　基因是 DNA 上最基本的遗传单位，决定着人类的各种性状。单基因遗传是指某性状的遗传受一对等位基因的控制，它的遗传方式遵循孟德尔定律，也称孟德尔式遗传。单基因病指一对等位基因中一个或全部突变所导致的疾病。根据致病基因所在位置及其显隐性，可分为常染色体显性、常染色体隐性、X 连锁显性、X 连锁隐性及 Y 连锁遗传等不同的遗传类型。

一、系谱与系谱分析

　　临床上判断单基因病的遗传方式，最常用的手段就是系谱分析法。系谱亦称家系，是指显示某一家族各世代家庭成员数目、亲属关系以及相关遗传病在该家族中分布情况的图谱（常用系谱符号见图 5-13）。临床上绘制系谱一般是从先证者（家族中第一个被确诊为某种疾病的人）入手，再调查其家庭成员的亲属关系及发病情况，再按一定格式绘制而成。系谱分析是指根据已有系谱，对该家系进行回顾性分析，以便确定疾病是

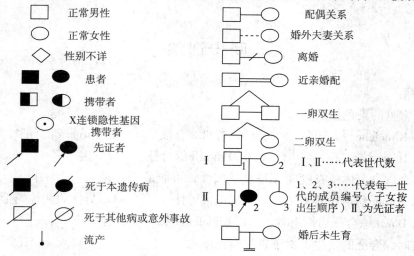

图 5-13　常用系谱符号

否有遗传因素的影响及其可能的遗传类型，从而对其他家庭成员（包括未出生的）的发病情况作出推测，也可为患者的诊治提供依据。

在绘制系谱的过程中，调查的人数越多越有利于系谱的完整绘制，全部信息应准确无误并注意患者的年龄、性别、病情轻重、死亡原因及是否近亲结婚等因素。在对某一新发现的遗传病系谱进行分析时，仅一个家系的系谱不能反映其遗传特点，应结合多个家族的系谱综合分析。

二、单基因遗传病的遗传方式

（一）常染色体显性遗传病

常染色体显性遗传病（AD）是指控制疾病的基因位于常染色体上，且致病基因为显性基因。如果用 A 表示显性致病基因，a 表示隐性正常基因，那么患者的基因型为 AA 和 Aa，正常人的基因型为 aa。AD 的常见病有多指（趾）症、并指（趾）症、短指（趾）症、家族性多发性结肠息肉症等。由于基因的表达受到多种因素的影响，在常染色体显性遗传病中，杂合子 Aa 的表现型有多种不同形式，因此，常染色体显性遗传可分为完全显性遗传、不完全显性遗传、共显性遗传、不规则显性遗传、延迟显性遗传。

1. 完全显性遗传　完全显性遗传是指杂合子患者（Aa）和显性纯合子患者（AA）的表现型完全一致，临床表现无区别。但是，临床上所见的患者大多数为杂合子 Aa，这是因为，致病基因 A 在人群中出现的频率很低，一个人同时在父母处各获得一个致病基因 A 而形成纯合子患者 AA 的可能性极为微小。杂合子患者与正常人婚配，后代将有 1/2 的可能是患者，1/2 的可能是正常人（图 5-14）。

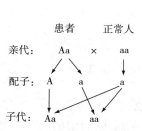

图 5-14　AD 杂合子患者与正常人婚配

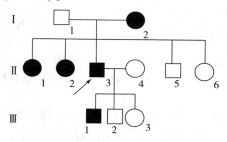

图 5-15　短趾症系谱

 课堂互动

说出图 5-15 中个体 I_2、II_2、III_3 的基因型。

短趾症是一种典型的完全显性遗传，图 5-15 是一个短趾症家族的系谱。短趾症患者一般第四蹠骨过早闭合以致停止生长，其他趾骨正常发育，造成发育畸形。该病没有直接的致死性，但对行、跑、走、弹跳等足部动作的完成有一定影响，亦常造成足部骨折、继发畸形、足底应力分布不匀，会造成患者外观和心理上的影响和伤害。该病现阶段无有效根治方法，可采用手术矫正。通过孕期 B 超检查可以诊断胎儿是否患该病，家属得知情况后可决定是否继续妊娠。

根据对图 5－14 和图 5－15 的分析，可知常染色体显性遗传系谱的特征有：①男女发病机会相等。②患者的父母往往有一个是患者，且大多数是杂合子患者。③患者的同胞中约有 1/2 的个体患有此病。④患者的子女约有 1/2 的发病风险。⑤系谱中可以看到此病连续几代都有患者，即连续传递。⑥父母都无病时，一般看不到子女得病，只有极少数基因突变的家族中才有例外。

2. 不完全显性遗传 杂合子患者 Aa 与纯合子患者 AA 的症状不同，且杂合子患者症状较轻，即杂合子 Aa 的表现型介于显性纯合子 AA 和隐性纯合子 aa 之间。所以，一般称纯合子患者 AA 为重型患者，杂合子患者 Aa 为轻型患者。

如软骨发育不全就是典型的不完全显性遗传，纯合子 AA 患者病情严重，多在胎儿期或新生儿期死亡；杂合子 Aa 为轻型患者，出生时表现出四肢短小、下肢向内弯曲、头大、前额大等临床特征。目前，该病没有特定的治疗方法，生长激素和药物无法增加身高。现有的治疗，都是针对身高之外的问题或预防并发症。女性患者怀孕时必须由产科医生指导和产前照顾，生产时通常须作剖腹生产。

不完全显性遗传中，一个轻型患者 Aa 和一个正常人 aa 婚配，其后代有 1/2 的几率是轻型患者，1/2 的几率是正常人。有两个轻型患者 Aa 婚配，其后代将有 1/4 的几率是重型患者，1/2 的几率是轻型患者，1/4 的几率是正常人（图 5－16）。

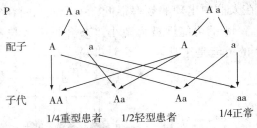

图 5－16　两个不完全显性遗传轻型患者婚配图

3. 共显性遗传 共显性遗传是指一对等位基因，彼此没有显性和隐性的区别，杂合子状态下，两个基因的作用都完全表现出来。人类的 ABO 血型中的 AB 型血、MN 血型中的 MN 型血就属于共显性遗传。

ABO 血型决定于复等位基因 I^A、I^B、i。I^A、I^B 对于 i 都是显性，而 I^A 与 I^B 之间是共显性。I^A 决定红细胞表面有 A 抗原，I^B 决定红细胞表面有 B 抗原、i 决定红细胞表面既无 A 抗原又无 B 抗原。当一个个体基因型为 $I^A I^B$ 时，他的红细胞表面有 A 和 B 两种抗原，即呈 AB 型血。复等位基因 I^A、I^B、i 共有 4 种表型和 6 种基因型（图 5－17）。如果纯合 A 型血的人（$I^A I^A$）与纯合 B 型血的人（$I^B I^B$）结婚，其后代血型将全部为 AB 型（$I^A I^B$），这就是 I^A、I^B 基因共显性的结果。

血型（表现型）	A	B	AB	O
基因型	$I^A I^A$ 和 $I^A i$	$I^B I^B$ 和 $I^B i$	$I^A I^B$ （共显性）	ii

图 5－17 ABO 血型

📚 课堂互动

杂合 A 型血男性和纯合 B 型血女性的后代有哪些可能的血型？

4. 不规则显性遗传 不规则显性遗传是指有些杂合子和显性纯合子患者表型一致，而有些杂合子不表现出临床症状，但能将致病基因传给下一代，下一代可能患病。也就是说，此类型的遗传病，杂合子不是每个个体都表现出显性基因控制的性状，但他们的显性基因都可以遗传给下一代，获得显性基因的下一代中有的表现为患者，有的表现为正常人。

多指症是典型的不规则显性遗传（图 5－18）。图中Ⅲ₂ 为患者，且他的 3 个子女中有两个是患者，证明他是杂合子 Aa。然而，Ⅲ₂ 的父母都正常，但他的伯父Ⅱ₂ 和祖母Ⅰ₂ 都是患者，则他的父亲Ⅱ₃ 也可能是杂合子 Aa。如Ⅱ₃ 这样，基因型为 Aa 而没有表现出疾病症状，但可以将致病基因传给下一代，其子女有人患病，我们称之为不规则显性遗传。

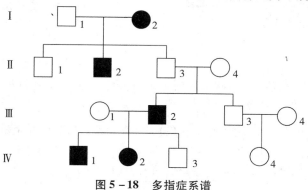

图 5－18 多指症系谱

5. 延迟显性遗传 延迟显性遗传是指杂合子患者出生时一般不表现出症状，要到一定年龄才表现出临床症状，也有的杂合子可能因为早死而未表现出症状。亨廷顿舞蹈症（Huntington 舞蹈症，又名慢性进行性舞蹈症）就是典型的延迟显性遗传，一般患者在中年后神经系统逐渐退化，出现不可控制的震颤抽搐，如舞蹈样运动，其后患者逐渐丧失说话、行动、思考和吞咽的能力，最终可导致患者死亡。

某亨廷顿舞蹈症系谱如图 5－19 所示，Ⅰ₂、Ⅱ₁ 和Ⅱ₂ 都已经发病，说明他们的基因型是 Aa；

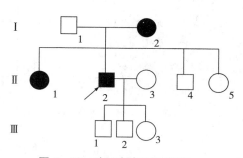

图 5－19 亨廷顿舞蹈症系谱

Ⅲ₁、Ⅲ₂和Ⅲ₃虽然没有发病，但仍有 1/2 的可能是 Aa，可能是因为没到发病年龄而不显现症状。此病由于一般不表现出先天性，所以用传统手段很难在出现症状前诊断；如家族中有人患病，可在产前诊断中用基因检测，然后选择性流产以减少患儿出生。

（二）常染色体隐性遗传病

常染色体隐性遗传病（AR）是指控制某种疾病的基因位于常染色体上，且致病基因为隐性基因。如果用 a 表示致病基因，A 表示正常基因，那么患者的基因型为 aa，正常人的基因型为 AA 和 Aa。由于 Aa 表型正常，但携带致病基因，所以往往称其为携带者。AR 的常见病有白化病、苯丙酮尿症、半乳糖血症、先天性聋哑等。

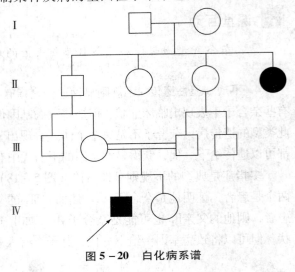

图 5 – 20　白化病系谱

白化病是一种常见的常染色体隐性遗传病，主要症状为皮肤及其附属器官黑色素缺乏而呈白色（详见遗传性代谢缺陷）。从白化病系谱（图 5 – 20）可以看出，此病往往是散发病例，而近亲结婚往往是造成患儿产生的原因。

🔋 课堂互动

图 5 – 20 中Ⅳ代的个体的基因型分别有哪些可能，各自的几率是多少？

AR 的两个杂合子结婚，后代有 1/4 的可能是患者、1/2 的可能是携带者、1/4 的可能是完全正常者（图 5 – 21）。

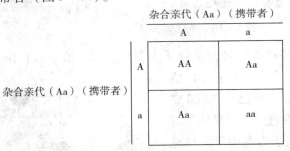

子代表现型	正常（AA）	表型正常的携带者（Aa）	患者（aa）
概率	1/4	2/4	1/4
概率比	1 :	2 :	1

图 5 – 21　两个常染色体隐性遗传病携带者婚配图

人群中最多的婚配情况还是一个完全正常者和一个携带者的婚配，其后代表型都正常，但将有一半是携带者（图5-22）。而杂合子和患者婚配，其后代将一半是患者，一半是携带者（图5-23）。

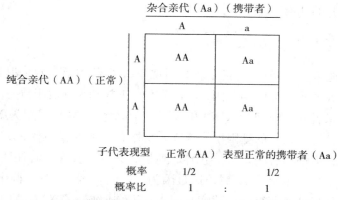

	杂合亲代（Aa）（携带者）	
	A	a
纯合亲代（AA）（正常） A	AA	Aa
A	AA	Aa
子代表现型	正常（AA）	表型正常的携带者（Aa）
概率	1/2	1/2
概率比	1 :	1

图5-22 常染色体隐性遗传病完全正常者和携带者婚配图

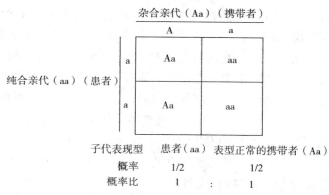

	杂合亲代（Aa）（携带者）	
	A	a
纯合亲代（aa）（患者） a	Aa	aa
a	Aa	aa
子代表现型	患者（aa）	表型正常的携带者（Aa）
概率	1/2	1/2
概率比	1 :	1

图5-23 常染色体隐性遗传病患者和携带者婚配图

两个同种病患者一般不会结婚，若婚配（$aa \times aa$）时，子女将全部是患者。

由以上分析可得出常染色体隐性遗传病系谱特征：①男女发病机会相等。②患者的双亲表型往往都正常，但他们都是致病基因的携带者。③患者的同胞中约有1/4患有此病。④系谱中一般看不到连续遗传的现象。⑤近亲结婚时，子女发病风险比非近亲结婚明显升高。

近亲婚配是指三代以内有共同的祖先的男女进行婚配。由于近亲个体可能从同一祖先得到相同的基因（包括致病基因），所以他们婚配后，其后代基因纯合率比随机婚配高，更容易患常染色体隐性遗传病。父母和子女之间，任何基因相同的可能性是1/2，称为一级亲属。以此类推，同胞之间也是一级亲属；一个人和他（她）的祖父母、外祖父母、叔伯、姑、姨、舅、侄、甥、孙子女、外孙子女之间，基因相同的概率为1/4，称为二级亲属；堂兄妹或表兄妹之间基因相同的概率为1/8，称为三级亲属。

如果某种常染色体隐性遗传病人群中携带者的概率为1/500，人群中两个携带者相遇的概率则为（1/500）×（1/500），其下一代是患者的概率为（1/500）×（1/500）×（1/4）；而表兄妹结婚，其后代为患者的概率是（1/500）×（1/8）×（1/4）。可见，表兄妹婚配生出患儿的概率比随机婚配高 62.5 倍。如果发病率更低，则近亲婚配比随机婚配后代出现患儿的几率上升更多。

（三）X 连锁显性遗传病

X 连锁显性遗传病（XD）是指致病基因位于 X 染色体上，致病基因为显性基因的遗传病。如果用 A 表示显性致病基因，a 表示隐性正常基因，由于致病基因位于 X 染色体上，所以女性患者的基因型为 $X^A X^A$ 和 $X^A X^a$，而女性正常基因型为 $X^a X^a$；男性患者的基因型为 $X^A Y$，男性正常的基因型为 $X^a Y$。女性有两条 X 染色体，只要有一条携带致病基因就会患病，男性只有一条 X 染色体，所以，人群中女性患者往往多于男性。临床上所见的患者大多数为杂合子 $X^A X^a$，这是因为，致病基因 X^A 在人群中出现频率很低，一个女性同时在父母处各获得一个致病基因 X^A 而形成纯合子 $X^A X^A$ 的可能性极为微小。另外，杂合子女性患者的病情往往比男性患者轻。

抗维生素 D 佝偻病（又名家族性低磷血症）是典型的 X 连锁显性遗传病。患者肾小管回吸收磷减少，使肠道吸收钙、磷不良，血磷降低，骨质不易钙化，导致佝偻病。患儿将近周岁时才发现症状，开始发病常以 O 形腿或 X 型腿为最早症状，其他佝偻病体征很轻，但后来身高发育多受影响。较重病例有进行性骨畸形和多发性骨折，甚至不能行走。发现患儿有佝偻病症状时，应及早检测，若为本病，应尽可能使血磷升高，维持在 0.97mmol/L 以上，有利于骨的钙化。既要维持骨的正常生长速率，又要避免维生素 D 中毒所致的高尿钙、高血钙的发生。

男性患者和正常女性婚配，其后代中女儿全是患者，儿子都正常（图 5 - 24）；女性杂合子患者和正常男性婚配，其后代子女各有一半的发病概率。

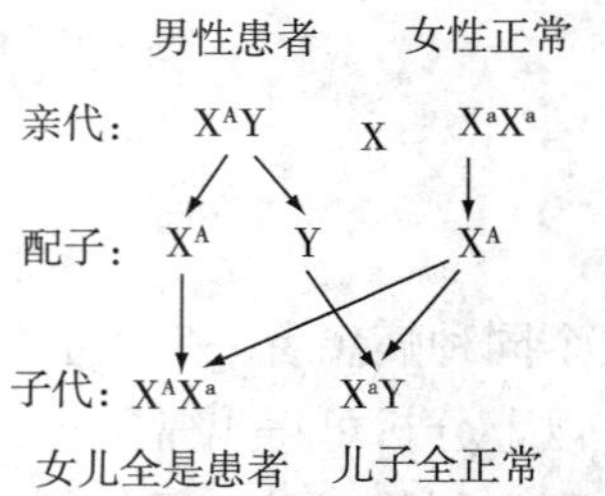

图 5 - 25 是一个抗维生素 D 佝偻病家族的系谱，其中，女性患者明显多于男性且呈连续遗传，还可以看出男性患者总是把疾病传递给女儿，这与 AD 系谱既相似又不完全相同。

图 5 - 24 XD 男性患者与正常女性婚配图

由 XD 的典型系谱及以上分析可以看出，XD 系谱特征为：①系谱中女性患者往往多于男性患者，人群中女性患者数量约为男性患者的 2 倍，但病情较男性患者轻。②男性患者的女儿全都患病，儿子全都正常。③女性杂合子患者的子女各约有 1/2 发病。④在系谱中连续传递。⑤患者父母一般有一个患者，而父母都无病时，一般看不到子女得病，只有极少数基因突变的家族中才有例外。最后两点和常染色体显性遗传一致。

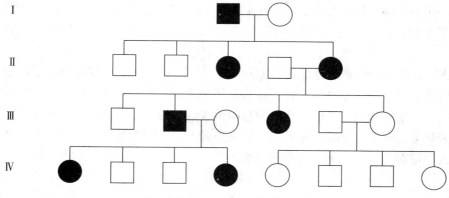

图 5－25 抗维生素 D 佝偻病系谱

（四） X 连锁隐性遗传病

X 连锁隐性遗传病（XR）是指致病基因为隐性基因，其位置位于 X 染色体上并随 X 染色体一起遗传的遗传病。如果用 a 表示隐性致病基因，A 表示显性正常基因，女性患者的基因型为 X^aX^a，而女性正常基因型为 X^AX^A 和 X^AX^a；男性患者的基因型为 X^aY，男性正常基因型为 X^AY。由于致病基因位于 X 染色体上，女性有两条 X 染色体，所以只有致病基因纯合 X^aX^a 才能致病，只有一条 X 染色体携带致病基因的女性 X^AX^a 表型正常，只是致病基因的携带者；而男性只有一条 X 染色体，只要携带一个致病基因就会发病。因此，人群中男性患者往往多于女性。常见的 X 连锁隐性遗传病有红绿色盲、血友病、假肥大性肌营养不良（DMD）、葡萄糖－6－磷酸脱氢酶（G－6－PD）缺乏症等。

红绿色盲是典型的 X 连锁隐性遗传病，患者表现为对红色和绿色辨别力降低，其系谱如图 5－26 所示。其中，第二代没有患者，但第三代有患者，说明第二代有致病基因携带者，其致病基因来源于第一代的患者。

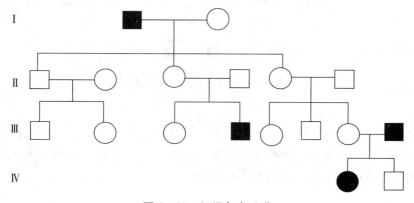

图 5－26 红绿色盲系谱

X 连锁隐性遗传中男性患者（X^aY）和正常女性（X^AX^A）婚配，其后代女儿全是携带者，儿子全都正常。女性携带者（X^AX^a）和正常男性（X^AY）婚配，其后代女儿表型全部正常，但有一半的几率是携带者；儿子有一半的几率是患者，一半的几率正常。

X 连锁隐性遗传的系谱特征为：①人群中男性患者远多于女性患者，系谱中常常只能看见男性患者。②双亲都正常时，女儿全部正常，儿子可能发病；儿子如果发病，则致病基因一定来自母亲，他也可将致病基因传递给他的女儿。③男性患者的兄弟、外祖父、姨表兄弟、舅父、外甥或外孙也可能是患者。④女性患者的父亲一定是患者，母亲是患者或携带者。⑤系谱中一般非连续遗传。

课堂互动

XR 系谱的特点中是否有近亲结婚时子女发病风险比非近亲结婚高？

（五）Y 连锁遗传

控制某种性状或疾病的基因位于 Y 染色体上，这些基因随着 Y 染色体而传递，这种遗传方式称为 Y 连锁遗传。由于只有男性具有 Y 染色体，所以此种性状或疾病总是父亲传给儿子，儿子再传给孙子，女性不参与传递，故此种遗传又称为全男性遗传。

Y 染色体上基因较少，Y 连锁遗传涉及的性状或疾病不多，此类遗传没有显、隐性之分，只要 Y 染色体上有致病基因，就会表现出症状。如外耳道多毛症是一种典型的 Y 连锁遗传（图 5-27）。该病患者全部为男性，其到了青春期后，外耳道可长出 2~3cm 的丛状黑色硬毛，常伸出耳孔之外。

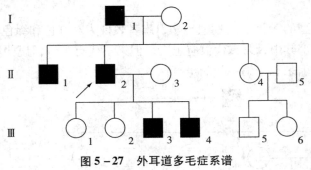

图 5-27　外耳道多毛症系谱

课堂互动

XR 和 Y 连锁遗传的系谱中都是常常只见男性患者，不见女性患者。那么该如何区分 XR 和 Y 连锁遗传的系谱呢？

三、遗传性代谢缺陷与分子病

基因对蛋白质合成进行调控。基因突变则会导致蛋白质结构和功能的异常，进而引起疾病。根据异常蛋白对机体功能的不同，此类疾病可分为遗传性代谢缺陷和分子病。

（一）遗传性代谢缺陷

遗传性代谢缺陷是指由于基因突变导致人体内酶蛋白结构和数量异常，进而引起代谢紊乱的一类疾病，也称为遗传性酶病、先天性代谢病或酶蛋白病。

人体内的各种代谢过程几乎都是在酶的催化下进行和调节的，所以一旦发生酶蛋白病，机体必然会出现一系列的变化，诸如酶活性改变甚至消失、底物堆积或产物缺乏等。自 1902 年发现尿黑酸尿症以来，至今已发现酶蛋白病数千种，典型病症如下。

1. 半乳糖血症　半乳糖血症是典型的酶蛋白病，是酶缺陷导致底物和中间产物累积引起疾病的实例。本病为常染色体隐性遗传病，可分为Ⅰ型（经典型）、Ⅱ型和Ⅲ型 3 种类型。

经典型半乳糖血症是由于半乳糖 – 1 – 磷酸尿苷转移酶基因缺陷使该酶缺乏，导致半乳糖、半乳糖 – 1 – 磷酸在体内堆积（图 5 – 28）。如在肝中积聚会损害肝功能，甚至导致肝硬化；在脑中累积引起智力障碍。另外，半乳糖的累积又可增加旁路代谢的半乳糖醇，致使晶状体渗透压改变，使水分进入，影响晶状体代谢而致白内障。

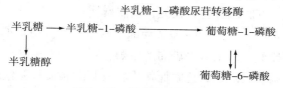

图 5 – 28　半乳糖代谢途径

半乳糖血症患儿出生时正常，症状发生于哺乳之后。一般情况下，患儿进乳几天即出现呕吐、拒食、腹泻和失重；1 周后表现出肝损害症状：黄疸、肝大、腹水；1~2 个月出现白内障；如不控制乳类摄入，几个月后患儿出现智力低下，最终因肝功能衰竭或感染而死亡。

高危孕妇应限制饮食中含乳糖和半乳糖的物质，添加维生素和矿物质，减少对胎儿的危害。为了减少半乳糖血症的发生，应对该病进行新生儿筛查，一旦怀疑本病，应立即限制含乳糖和半乳糖食品摄入，改用无乳糖配方奶粉或豆浆辅以必要维生素喂养婴儿。患儿父母外表正常，但均为致病基因携带者，若再生育子女，其后代有 1/4 的发病风险，故无可靠诊断办法者，不宜再生育。

2. 苯丙酮尿症　苯丙酮尿症（PKU）是一种氨基酸代谢病，本病为常染色体隐性遗传病。主要临床症状是智力低下，皮肤及附属物颜色减少，尿有鼠样臭味，检测血、尿可以发现苯丙氨酸浓度过高。

苯丙酮尿症经典型是由于肝中苯丙氨酸羟化酶（PAH）缺乏，导致苯丙氨酸不能转化为酪氨酸，使患者血液、尿液中苯丙氨酸及其旁路代谢物苯丙酮酸浓度过高（图5-29），从而产生鼠臭味尿，黑色素合成降低，进而影响神经系统发育，造成患者智力低下，严重者发展成白痴。

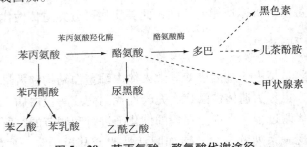

图5-29　苯丙氨酸、酪氨酸代谢途径

　　本病主要以预防为主，措施是对新生儿进行筛查，我国南方大部分地区已开展此项筛查。如果能在患儿出生后3周内做出明确诊断，并立即给予低苯丙氨酸饮食，控制饮食至6岁，可避免神经系统受损，保持饮食控制至青春期结束，再逐渐恢复正常饮食，则患者智力可正常。如出生后6个月才开始治疗，大部分患儿将智力低下。另外，本病女性患者在妊娠初期也应食用低苯丙氨酸饮食，避免母体内过多异常代谢产物对胎儿发育造成不良影响。如妊娠母亲不进行饮食控制，婴儿出生后绝大部分表现为智力低下。

　　3. 白化病　白化病是一种先天性缺乏黑色素引起的疾病。临床表现为患者皮肤白皙，毛发淡黄或白色，虹膜淡黄色，畏光，皮肤暴露在日光中易患皮肤癌。白化病发病率约为1/20000～1/10000，分为全身型及局部型两型，全身型常见。

　　酪氨酸酶可催化酪氨酸产生多巴进而产生黑色素（图5-29）。如果酪氨酸酶缺乏，则黑色素不能形成，病人因缺乏黑色素而使皮肤及其附属器官颜色变淡甚至全白。

　　该病没有有效的根治手段，患者应尽量避免皮肤暴露于日光中，外出时戴有色眼镜，并可对暴露皮肤涂抹5%对氨基甲酸护肤液。患儿父母准备再生下一胎时，可抽羊水对胎儿细胞进行基因检测。

　　■■ 课堂互动

　　白化病和苯丙酮尿症患者都呈现皮肤白皙，如何区分这两种患者？

　　4. 其他遗传性代谢缺陷　半乳糖血症属于糖代谢缺陷，苯丙酮尿症和白化病属于氨基酸代谢缺陷，除此之外，遗传性代谢缺陷还有核酸代谢缺陷和脂类代谢缺陷。核酸代谢缺陷病是核酸代谢的酶遗传性缺陷，导致核酸代谢异常的病症，如自毁容貌综合征等。脂类代谢缺陷病是脂类分解所需的酶缺乏，导致脂类含量增加，累积在内脏、脑及血管中，造成机体功能紊乱的疾病，如黑蒙性白痴等。

　　（二）分子病

　　分子病是指基因突变导致其所控制合成的蛋白质分子结构和数量的异常，直接引起机体功能障碍的疾病。一般可为血红蛋白病、血浆蛋白病、受体蛋白病、膜蛋白病、胶原蛋白病和免疫缺陷症等。

1. 血红蛋白病　血红蛋白是红细胞内的重要蛋白质，它是红细胞携带、运输氧气和二氧化碳的载体。由于血红蛋白结构异常或合成速率异常而引起的疾病称为血红蛋白病，是医学遗传学中研究得最为深入的一种遗传病，主要有镰状细胞贫血和地中海贫血等类型，下面主要介绍镰状细胞贫血。

镰状细胞贫血是由于患者红细胞呈镰刀状而得名，又称 HbS 病。该病遗传方式为 AR，主要见于黑人，在我国较为少见。

患者主要表现为溶血性贫血、脾大、疼痛危象和急性大面积组织损伤，以疼痛危象最为突出和常见。本病纯合子患者 $\beta^s\beta^s$（A 为正常基因，S 为异常基因）症状严重，有严重溶血性贫血及肝脾肿大等上述症状。杂合子（$\beta^A\beta^s$）平时表现正常，但在体内缺氧的情况下可以引起红细胞变成镰刀状。

该病的发病原因是产生血红蛋白 β 链的一个密码子发生了碱基替换，由正常的 GAG 变成了 GTG（T 变为 A 的颠换），致使血红蛋白的 β 链 N 端第 6 位的谷氨酸被缬氨酸所取代，形成异常血红蛋白 HbS。HbS 表面的电荷发生了改变，在氧分压低时（如血液流至毛细血管处），HbS 会聚合成棒状，使红细胞镰变且变形性降低而被清除，引起溶血。同时，由于红细胞溶血使血液黏度增高，可造成血管阻塞危象。

2. 血浆蛋白病　血浆蛋白病是血浆中的蛋白遗传性缺陷引起的一组疾病，最常见的为血友病。

血友病是由于凝血因子缺乏引起的一组遗传性凝血障碍疾病。因缺乏的凝血因子不同，可分为血友病 A、血友病 B 和血友病 C。

血友病主要临床表现为自发性出血或在轻微损伤后出血不止，内出血可引起皮肤乌青或皮下血肿，重症患者有关节、肌肉畸形，发生颅内出血则可能致死。

（1）血友病 A　又称凝血因子Ⅷ缺乏症，患者不能合成抗血友病球蛋白。本病无法根治，可终生使用抗血友病球蛋白制剂，但体内可能产生抗凝血因子Ⅷ抗体。目前，已能应用基因检测对本病进行产前诊断。

（2）血友病 B　又名血浆凝血活酶成分（PTC）缺乏症或第Ⅸ因子缺乏症。该病临床表现类似于血友病 A，但发病率较低。

（3）血友病 C　又称第Ⅺ因子缺乏症，该病临床表现比前两种血友病轻。

同步训练

A 型题

1. 患者，男，5 岁，患显性遗传病，他最可能患的病是
   A. 红绿色盲　　　B. 家族性多发性结肠息肉症　　　C. 白化病
   D. 先天性聋哑　　E. 半乳糖血症

2. 下列疾病，婴儿出生时正常，在生长发育过程中逐渐表现出疾病有

A. 多指症 　　　　B. 先天性聋哑 　　　C. 亨廷顿舞蹈症

D. 唐氏综合征 　　E. 并指症

3. 属于酶蛋白病的有

A. 红绿色盲 　　　B. 先天性聋哑 　　　C. 抗维生素 D 佝偻病

D. 唐氏综合征 　　E. 白化病

4. 患者，女，1 岁，单基因遗传病，但种类不明，其父母都正常。下列最准确的是

A. 其父母再生一个孩子，患病可能是 1/2

B. 其父母再生一个孩子，患病可能是 1/3

C. 其父母再生一个孩子，患病可能是 1/4

D. 其父母再生一个孩子，患病可能是 1/5

E. 其父母再生一个孩子，患病可能是 1/6

B 型题

5~8 题

A. AD 　　　　B. AR 　　　　C. XD 　　　　D. XR 　　　　E. Y 连锁遗传

5. 若男性患者的女儿都患病，儿子都正常，则最可能是遗传类型是

6. 短指症属于

7. 系谱呈现发病几率男女相同，且连续遗传，则最可能的遗传类型是

8. 全男性遗传又称为

第四节　多基因遗传病

人类的一些遗传性状或遗传病不是一对等位基因决定的，而是受多对等位基因的控制，并且还受到环境的影响，这种遗传称为多基因遗传，也称多因子遗传。人类的身高、肤色、血压等性状属多基因遗传性状；先天性脊柱裂、原发性高血压、精神分裂症等疾病属多基因遗传病。

一、多基因遗传

（一）多基因遗传的概念

多基因遗传性状是数量性状，与单基因遗传性状（质量性状）不同。

1. 质量性状　是指相对性状之间存在明显的差异，性状的遗传表现为有或无，无中间过渡类型。如单基因遗传的红绿色分辨：辨别正常（X^A）和不能分辨（X^a）。

2. 数量性状　多基因遗传的性状，其变异在一个群体中是连续的，只有一个峰值（平均值），不同个体间没有质的区别，只有量的差异，所以称为数量性状。例如人的身高，虽然两个人站在一起，高矮一目了然。但如果让许多人站在一起，按身高不同排列起来，就可以看出他们之间是由矮到高逐渐过渡的，很矮和很高的个体都只占少数，大部分个体接近平均身高，变异是连续的，呈正态分布（图 5-30）。除了身高，人的

体重、血压、肤色等也是如此。

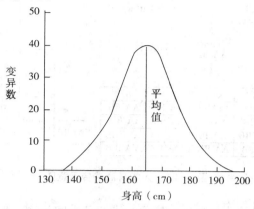

图5－30 正常人身高变异分布图

 课堂互动

图5－30为数量性状在人群中的变异分布图，如果质量性状也按人群中的变异分布作图，应该是怎样的？

（二）多基因遗传的特点

1. 多基因遗传假说 多基因性状（数量性状）受到多个基因的控制，早在1909年，遗传学家尼尔逊·埃尔就提出了多基因假说，对数量性状的遗传进行了解释。多基因假说的主要内容为：①一个数量性状受多对基因共同控制。②这些基因之间无显隐性关系，为共显性。③每一对基因对性状所产生的效应是微小的，为微效基因，但其效应是累加的。④微效基因都在细胞核内的染色体上，并且具有分离、重组、连锁等遗传基本特征。⑤数量性状除了受微效基因影响外，还易受环境因素的影响。

2. 多基因遗传的特点 下面以人的身高为例，介绍多基因遗传的特点。

假设人的身高由 AA′、BB′两对基因所控制，A 和 B 两个基因为增高基因；而 A′和 B′为降低基因。那么，具有 AABB 基因型的人是最高的人，具有 A′A′B′B′基因型的人是最矮的人。如果这两种人结婚，其后代的基因型为杂合状态（AA′BB′），从理论上讲都具有中等身高。这种子代中的不同个体如果再相互进行婚配，根据基因的分离和自由组合定律，其子代可有 9 种基因型，这 9 种基因按其含增高基因的个数可分为 5 组，即含有 4、3、2、1、0 个增高基因，其比例是 1∶4∶6∶4∶1（图5－31）。

从图中可以看出，人群中大部分个体仍接近中等身高，极高和极矮的个体所占比例很小。人类虽然不完全是上述假设的婚配情况，但是人群中大多数个体的基因型均为不同程度的杂合子，且为中等身高，随机婚配后，必将出现类似上述子 1 代个体间婚配产生子 2 代的情况。

由此，可以总结出多基因遗传具有以下几个特点。

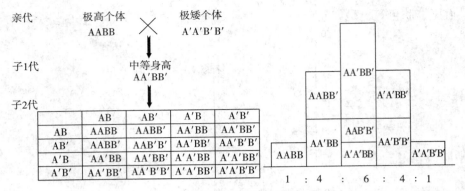

图 5-31 人类身高遗传示意图

（1）**两个极端类型的纯种杂交** 其子 1 代都是中间类型，但由于环境因素的影响，子 1 代也具有一定范围的变异。

（2）**两个中间类型的个体杂交** 两个中间类型的子 1 代个体杂交，子 2 代大部分也是中间类型；但由于多对基因的分离和自由组合，子 2 代的变异范围更加广泛，甚至会出现接近极端变异类型的个体。

（3）**随机交配的群体** 在一个随机交配的群体中，产生后代的变异范围广泛且呈连续分布，但大多数个体接近中间类型，极端变异的个体很少。

课堂互动

姚明的父母都是篮球运动员，身高比一般男女高。根据多基因遗传的特点，解释姚明身高超过 2.2 米的原因。

二、多基因病的遗传

人类许多性状表现为数量性状，例如血压，而原发性高血压主要表现为血压增高，超过正常范围，就是一种疾病。这些病有多基因的遗传基础，同时还受到环境的影响，称为多基因遗传病。

（一）易患性、发病阈值和遗传度

1. 易患性 多基因遗传中，遗传因素和环境因素共同作用，决定了一个个体是否易于患某种疾病，称易患性。

2. 发病阈值 易患性高，患病的可能性就大；易患性低，患病的可能性就小。群体中大部分人的易患性都接近平均值，易患性很高和很低的个体都很少。一个个体发病时易患性的最低限度就是发病阈值。阈值代表在一定的环境条件下，患病所必需的致病基因的最低数量。

📖 **课堂互动**

一个人发病阈值越高，则他发病的可能性就越大还是越小？一个发病阈值越高的个体发病，他后代发病的可能性越大还是越小？

3. 遗传度 在多基因遗传病中，易患性的高低受遗传因素和环境因素的双重影响，其中，遗传因素所起作用的大小称为遗传度或遗传率，一般用百分率（%）表示。

遗传度（%）= 遗传因素/（遗传因素 + 环境因素）× 100%

一般来说，某种多基因病遗传度越高，说明遗传因素的作用越大；遗传度越低，说明环境因素的作用越大。如果一种遗传病完全由遗传基础决定，其遗传率就是100%，但此情况在多基因病中十分少见。调查表明，有些疾病遗传度可高达70%～80%，有的则为30%～40%（表5-1）。

表5-1 常见多基因病的群体发病率、患者一级亲属发病率和遗传度

疾病	群体发病率（%）	患者一级亲属发病率（%）	遗传度（%）
唇裂 + 腭裂	0.17	4	76
原发性高血压	4～10	7	62
各型先天性心脏病	0.5	2.8	35
哮喘	1～4	5～17	80
精神分裂症	0.5～1	10～15	80
脊柱裂	0.3	4	60
先天性髋关节脱臼	0.1～0.2	男患者 4 女患者 1	70
先天性幽门狭窄	0.3	男患者 2 女患者 10	75
冠心病	2.5	2～5	65
消化性溃疡	4	8	37

（二）多基因遗传病的特点

多基因病发病涉及多对微效基因累加和环境因素的影响，它有以下几个特点。

1. 有家族聚集倾向。发病有家族聚集倾向，但不如单基因病明显。患者亲属发病率高于群体发病率，但患者同胞发病率并不是1/2或1/4，一般为1/10～1/100。

2. 受亲缘关系的影响。亲属患病率随着亲缘关系的疏远而降低，并逐步与群体发病率接近。如唇腭裂群体发病率为0.17%，患者一级亲属发病率为4%，患者二级亲属发病率为0.7%，患者三级亲属发病率为0.3%。

3. 亲缘系数相同，发病风险相同。如患者双亲、同胞、子女亲缘系数相同，都为患者一级亲属，他们的发病风险相同。

4. 近亲婚配，子女发病风险增高，但不如 AR 显著。

5. 发病率有种族（或民族）的差异。

6. 单卵双生发病一致率高于二卵双生。

（三）多基因遗传病发病风险的估计

一般估计多基因遗传病的发病风险涉及以下几个方面。

1. 发病风险与遗传度和群体发病率　如果遗传度在 70%～80% 之间，且群体发病率为 0.1%～1% 时，患者一级亲属的发病率近似于群体发病率的平方根。例如，唇裂＋腭裂群体发病率为 0.17%，遗传度为 76%，患者一级亲属发病率为 4%。

2. 发病风险与家庭患病人数　一个家庭中患某种多基因病的人数越多，后代发病风险也就越高。如先天性畸形足，群体发病率为 0.1%。一对正常夫妇生了一个患儿，第二胎发病风险为 3%；若他们已生了两个患儿，则第三胎发病风险为 10% 以上。

3. 发病风险与亲属等级　发病风险随着亲属级别降低而降低，在群体发病率低的多基因病中表现更加明显。

4. 发病风险与患者病情严重程度　病情越严重的患者其亲属发病风险越高。如单侧唇裂患者的同胞，发病风险为 2.5%；而一侧唇裂并发一侧腭裂患者的同胞，发病风险为 4.2%。

5. 发病风险与性别　某些多基因遗传病的发病风险与患者性别有关，这可能是由男女患病的阈值不同引起的。例如先天性幽门狭窄，人群中男性发病率为 0.5%，女性发病率为 0.1%，说明女性发病阈值较高，需要较多致病基因才能发病。

 课堂互动

　　试用发病阈值解释上述发病风险与患者病情严重程度、发病风险与性别的关系。

（四）常见多基因遗传病

多基因遗传病是一类发病率较高、病情复杂的疾病。现在的许多常见病，如糖尿病、原发性高血压、哮喘、冠心病、精神分裂症、动脉粥样硬化等都属于多基因病。

1. 糖尿病　糖尿病是由于机体胰岛功能减退、胰岛素抵抗等而引发的糖、蛋白质、脂肪、水和电解质等一系列代谢紊乱综合征，临床上以高血糖为主要特点。95% 以上的糖尿病呈多基因遗传。

治疗妊娠期糖尿病的主要方法是控制饮食，保证饮食既能提供维持妊娠的热量和营养，又不引起餐后血糖过高。糖尿病新生儿患者抵抗力低，应按早产儿护理，出生后立即清理呼吸道，注意保暖，防止体温过低，同时增加新生儿耗氧量。出生后 24 小时内记录生命体征、血氧饱和度；观察新生儿面色、吸吮能力和肌张力。

2. 精神分裂症　精神分裂症是一种常见的精神病，其终身发生率为 1%。精神分裂症病因复杂，尚未完全阐明。多起病于青壮年，表现为特殊的思维、感知、情感、行为等多方面障碍；精神活动与周围环境不协调，常脱离现实；一般无意识和智能障碍。病程多迁延，反复发作。

大量家系分析、双生子分析等遗传流行病学调查显示，精神分裂症患者亲属中的患病率高于一般人群数倍，血缘关系越近，患病率越高。目前普遍认为，精神分裂症是多基因遗传，遗传度约为 70% ~ 85%。

如果得到及时、规范的治疗，精神分裂症绝大部分症状都可以缓解。在症状缓解之前，一般不应怀孕。症状缓解、病情稳定一段时间后，可以考虑停药一段时间怀孕，然后根据病人的情况处理。如果怀孕期间一直无复发，则胎儿出生后再继续服药。如果在早期就病情复发，建议终止妊娠。如果妊娠晚期复发，则要根据病情判断，如不服药难以控制病情时，可以服用一些副作用较小的抗精神病药物。

3. 哮喘　哮喘是一种常见病，全球患者近 3 亿人。患者主要症状为发作性的喘息、气急、胸闷和咳嗽。哮喘是影响人们身心健康的重要疾病，如果发作时治疗不及时、不规范，哮喘可能致命。

哮喘的遗传度达 80%，发病以遗传因素为主，如绝大多数患者的亲人，都可以追查到有哮喘或其他过敏性疾病病史。环境中的物质（如花粉）常常诱导哮喘症状的发生或加剧。

同步训练

A 型题

1. 下列疾病中，不属于多基因遗传病的是
   A. 冠心病　　B. 唇裂　　C. 先天性心脏病　　D. 糖尿病　　E. 并指症

2. 先天性幽门狭窄是一种多基因遗传病，男性发病率为 0.5%，女性的发病率为 0.1%，下列哪种情况发病率最高
   A. 女性患者的儿子　　　　B. 男性患者的儿子　　　　C. 女性患者的女儿
   D. 男性患者的女儿　　　　E. 男性患者的孙子

B 型题

3 ~ 5 题
   A. 身高　　B. 遗传度　　C. 血压　　D. 多指　　E. 哮喘

3. 属于多基因病的是

4. 属于单基因病的是

5. 多基因病中，遗传因素占总发病因素的比例是

第五节　遗传病的诊断与治疗

随着生物科学和医学技术的发展，遗传病的诊断和治疗已被越来越多的人所关注。

一、遗传病的诊断

遗传病的诊断是指医生对某疾病是否是遗传病所作出的诊断，是确定遗传病的遗传类型、开展遗传病治疗的基础。遗传病的诊断往往是比较困难的，除了一般疾病的诊断手段外，还应运用遗传学诊断手段，如系谱分析、细胞水平的染色体检查、生化检查、基因诊断等。

（一）遗传病的临床诊断

遗传病的临床诊断与普通疾病的诊断步骤基本相同，包括听取病人主诉、询问病人病史、临床体征检查等。

1. 病史　在遗传病的临床诊断中，除了询问病人的一般病史外，还应着重了解患者的家族史、婚姻史和生育史等。①在病史采集中要遵循全面、完整和准确的原则。②家族史是整个家系中患同种病的历史，能充分反映患者父系或母系家族成员的发病情况。家族史的了解是判断患者是否患遗传病的重要手段，应特别注意提供病史者是否由于文化水平、记忆能力或刻意隐瞒等原因而影响其提供资料的准确性。③婚姻史中应着重了解结婚年龄、次数、配偶健康状况以及是否为近亲结婚。④生育史则主要询问生育年龄、子女数目及健康状况，有无流产、早产、死胎和畸形儿分娩史。孕期是否患病毒感染性疾病、是否接触各种致畸因素。⑤近年来，父亲接触有害物质而对后代健康产生影响也逐渐被人们重视，在病史采集中也应引起注意。

2. 症状与体征　除具有一般疾病的症状与体征外，大多数遗传病患者在婴儿期就表现出其特有的临床症状，且这些症状持续存在，据此可与一般疾病相区别。如苯丙酮尿症患儿有智力低下并伴有尿、汗液霉臭味；21-三体综合征患儿智力低下，同时伴有眼距宽、眼裂小、外眼角上斜、张口伸舌等体征；5p$^-$综合征患儿哭声特殊似猫叫样。

遗传病的特有临床症状可为初步诊断提供线索，但要准确诊断还需结合其他诊断手段综合分析。

 课堂互动

临床诊断中，很多遗传病有相似或相同的临床症状，如何区分这些遗传病？

（二）系谱分析

系谱分析是通过调查先证者的家庭各成员的发病情况，然后绘制系谱，经过分析判定某病遗传方式的一种方法。通过系谱分析，有助于判断某种病是否为遗传病。如果是遗传病，系谱分析还有助于判断是多基因病还是单基因病。如是单基因病，还可根据遗传规律确定其遗传方式，进而确定家系中每个成员的基因型。

具体分析一个系谱时，应注意以下方面：①系谱调查要全面、完整和准确，一个完整的系谱应包括三代以上家庭成员的患病情况、婚姻情况和生育情况。②不规则显性、延迟现象可能会影响遗传方式的判断，遇到"隔代"遗传要分析是属于隐性遗传还是这二者。③遗传病均有一定的自发突变率，故家族中只有先证者一人患病时，不一定是隐性遗传病，可能是由基因突变引起的，应注意分析，必要时进行基因检测。

（三）细胞遗传学检查

细胞遗传学检查包括染色体检查和性染色质检查，是检测染色体异常的主要辅助手段。

1. 染色体检查 染色体检查又称核型分析，是诊断染色体病的主要方法，其标本可来自于羊水脱落细胞、绒毛细胞、脐血、外周血等。

有下列情况之一可考虑进行染色体检查：①明显智力低下、生长发育迟缓或伴有先天畸形的患者；②已生育过染色体异常患儿的夫妇；③习惯性流产的妇女；④原发性闭经、无明显原因的不孕症妇女；⑤无精症及男性不育症患者；⑥两性外生殖器畸形者；⑦智力低下伴有大耳朵、大睾丸或多动症者；⑧恶性血液病患者；⑨35岁以上的高龄孕妇。

2. 性染色质检查 性染色质检查技术是鉴别男女性别及性染色体数目是否异常的一种简便方法，样本可来自于口腔或阴道黏膜、绒毛细胞、羊水脱落细胞等。性染色质检查包括检查 X 染色质和 Y 染色质。如正常男性无 X 染色质，正常女性只有一个 X 染色质。被检测女性若无 X 染色质，则很可能是核型为 45,X 的先天性卵巢发育不全综合征患者。

课堂互动

诊断胎儿的染色体病，取羊水脱落细胞和脐血为样本做染色体检查各有何优劣？

（四）生化检查

生化检查是以生化手段定性、定量检测机体内各种酶、蛋白质及其代谢产物的方法。由于单基因遗传病往往表现为酶和蛋白质的改变或缺如，因此，生化检查是单基因病诊断中的重要辅助手段。单基因病的本质是基因突变。基因突变可引起酶缺陷，使酶催化的反应受阻，进而引起一系列代谢中间产物、底物和终产物的质和量的不同。因此，生化检查可检测各种不同物质，比如可对酶和蛋白质进行直接定性定量测量，也可通过检测酶促反应的中间代谢产物间接反映酶的变化。例如，最早的研究是通过检测尿中的苯丙酮酸或苯乙酸来诊断苯丙酮尿症，现在的新生儿筛查则是通过测定初生婴儿血中的苯丙氨酸浓度来筛查患儿。

生化检查需选用不同的检查材料。如常用血清和尿液来进行中间代谢产物的检测；常用红细胞、白细胞、肝、肾等活性组织细胞进行蛋白质分析。

（五）基因诊断

基因诊断是指以 DNA 或 RNA 为诊断材料，运用分子生物学技术对某相关基因进行分析，从而对特定疾病进行诊断的方法和过程。基因诊断与传统的方法相比，有如下特点：①取材方便：被测人的任何细胞均可作为基因诊断的材料；②针对性强：以直接检测遗传病发生的基因为目的；③特异性强；④灵敏度高；⑤适应范围广。因为基因诊断不受个体发育阶段和样本取材的限制，所以，基因诊断可用于临床诊断，也可用于症状前诊断甚至产前诊断。

基因诊断的基本原理是检测相关基因结构，或检测其转录产物 RNA 结构是否正常。基因诊断最常用的技术是核酸分子杂交，即互补的核酸单链能够在一定条件下结合成双链，称为核酸杂交。核酸结合是严格按照碱基互补的原则进行的，它可在 DNA 和 DNA 之间进行，也能在 DNA 和 RNA 之间进行。因此，可用已知基因的互补核酸序列作为探针，与变性后的单链 DNA 接触，如果两者的碱基完全配对，它们则互补地结合成双链，从而表明被测 DNA 中含有已知的基因序列。反之，则表明被测 DNA 中无已知的基因序列。

基因诊断可运用于诊断疾病、预防疾病、进行疗效评价等；也可以用于个体识别和亲子鉴定。

（六）皮纹分析

人类的皮肤纹理简称皮纹，是指人体体表皮肤各部位由表皮和真皮隆起的皮肤嵴纹及皮沟所构成的皮肤纹理。目前，所谓的皮纹主要包括指（趾）、掌纹，以及与其关系密切的指（趾）掌面的屈肌褶纹、指（趾）节纹等。皮肤纹理在胚胎发育第 13 周开始出现，第 19 周左右形成，终生不变且具有高度的个体特异性。因此，皮纹分析广泛应用于人类学、遗传学、法医学以及作为临床某些疾病的辅助诊断。

二、遗传病的治疗

传统认为遗传病缺乏有效的根治方法，但随着现代生物技术的发展，使得遗传病的治疗有了长足的进展，在传统的手术、饮食和药物疗法等的基础上，又加入基因治疗，并逐步应用于临床，使根治遗传病有了光明的前景。

（一）手术治疗

如果遗传病已经发展到出现明显的临床症状，特别是器官组织已出现了各种损伤，可应用手术有效地改善某些遗传病症状，减轻病痛。但手术治疗只能缓解或改善症状，不能根治遗传病。

1. 切除 即手术切除病变器官的方法。如切除多指症患者多余的手指；家族性结肠息肉患者的息肉、睾丸女性化患者的睾丸有较高几率癌变，应尽早切除；对于遗传性球形红细胞增多症可进行脾切除以缓解症状等。

2. 修补 即手术修复病变器官的方法。如对唇裂、腭裂患者可进行手术修补及缝合；对于某些先天性心脏畸形（室间隔缺损、房间隔缺损）可进行手术修补。

3. 整形 即用手术矫正病变器官的方法。如唇裂、腭裂患者修补后可进行二次整形，减轻面部手术痕迹；并指症、先天性幽门狭窄等均可手术整形矫正。

4. 器官和组织移植 即移植正常组织和器官代替病变的组织和器官，使病情得到控制或缓解的方法。如对家族性多囊肾和遗传性肾炎患者进行肾移植；对镰状细胞贫血和 β 地中海贫血患者可以采取骨髓移植。

课堂互动

某唇腭裂患者经手术治疗后，外貌和常人无异，是否可以说他的唇腭裂已完全治愈，为什么？

（二）药物治疗

遗传病的药物治疗原则是"补其所缺，去其所余"。可分为产前治疗、症状前治疗和现症病人治疗。

1. 产前药物治疗 产前进行药物治疗，可以大幅度地减轻胎儿出生后的遗传病症状。产前诊断如确证羊水中甲基丙二酸含量增高，则胎儿可能患甲基丙二酸症，会造成新生儿发育迟缓和酸中毒，在出生前和出生后给母体和患儿注射大量的维生素 B_{12} 能使胎儿和婴儿得到正常发育。

2. 症状前治疗 对于某些遗传病，采用症状前药物治疗可预防遗传病症状的发生。如发现患儿甲状腺功能减低，可给予甲状腺素制剂终生服用，以防止患儿智能和体格发育障碍。

3. 现症病人治疗 如先天性卵巢发育不全综合征患者确诊后，应尽早使用生长激素，使患儿身高增长；当骨龄 12 岁以上时，可开始口服小剂量雌激素治疗，以促进乳房和外生殖器发育。对那些因各种酶促反应产物过多，造成机体"中毒"的遗传病患者，可用药物除去多余的产物，患者症状即可明显减轻。如家族性高胆固醇血症患者，服用消胆胺能促进胆固醇转化为胆酯并从胆道排出。

（三）饮食治疗

饮食治疗遗传病的原则是"禁其所忌"，即针对患者因代谢紊乱而造成的物质堆积的情况，限制底物摄入量，降低代谢物的堆积，以达到治疗疾病的目的。例如，对有半乳糖血症风险的胎儿，在孕妇的饮食中限制乳糖和半乳糖的摄入，胎儿出生后再禁用母乳和普通乳制品，改用无乳糖配方奶粉，患儿会得到正常发育。又如，用低苯丙氨酸饮食疗法治疗苯丙酮尿症患者，治疗后患者体内苯丙氨酸明显减少，症状得到缓解。遗传病饮食治疗还包括：葡萄糖-6-磷酸脱氢酶（G-6-PD）缺乏症患者应禁食蚕豆、阿司匹林、伯氨喹；高胆固醇血症患者应限制胆固醇摄入。

采取饮食治疗应早诊断、早治疗。如果在出生后立即给苯丙酮尿症患儿服用低苯丙氨酸奶粉，患儿将不会出现智力障碍等症状；但若患儿到 5 岁左右各种症状已经出现时，则难以逆转。

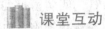 课堂互动

饮食治疗是否可以"补其所缺"？如果可以，它和药物治疗相比效果如何？

（四）基因治疗

1. 基因治疗的概念 基因治疗指运用重组 DNA 技术修复患者细胞中有缺陷的基因，使细胞恢复正常功能而达到根治遗传病的目的。基因治疗是以改变患者遗传物质为基础的治疗手段，是未来遗传病治疗的必然趋势，是根治遗传病的唯一出路。

2. 基因治疗的方法 基因治疗是通过基因转移技术将目的基因插入适当的受体细胞中，使之成为患者遗传物质的一部分，外源基因的表达产物对疾病的治疗起作用。如治疗腺苷脱氨酶（ADA）缺乏症，可将含正常 ADA 基因的 T 淋巴细胞输入患者体内，可达到治疗目的。

3. 基因治疗的策略 主要有两种。

（1）基因修正 基因修正即以正常的基因原位代替致病基因的治疗。这是理论上的完美治疗方案，完全消除了致病基因，但这种策略难度较高，现在仍停留在实验阶段。

（2）基因添加 基因添加是指将正常基因导入患者细胞，正常基因的表达产物能够补偿致病基因的功能异常，但致病基因本身并未得到改变。这种策略目前已运用于临床实践。

基因治疗虽刚刚起步，但其前景十分光明。现在已可对血友病、ADA 缺乏症、家族性高胆固醇血症、苯丙酮尿症等遗传病进行基因治疗。此外，对艾滋病、癌症等传统"绝症"也有基因治疗方面的尝试。随着现代生物技术的发展，基因治疗终将成为治疗和预防疾病的重要手段。

知识链接

基因治疗 ADA 缺乏症

ADA 缺乏症，又名重症联合免疫缺陷，是一种严重的遗传病，由于患者腺苷脱氨酶（ADA）缺乏所致。患者表现为抵抗力弱，易感染；检查可发现外周血淋巴细胞数减少和低免疫球蛋白血症。

传统治疗方法有药物治疗和骨髓移植。药物治疗是使用抗生素并定期注射免疫球蛋白，但随病情发展治疗效果逐渐降低；骨髓移植则很难找到配型合适的骨髓捐献者。基因治疗则可以比较完美地治疗该病：先从患儿身上提取 T 淋巴细胞，再通过基因工程技术把正常的 ADA 基因植入细胞中，最后注入患儿的血液中。1990 年，美国首先运用该方案治疗一名 4 岁患儿。经过 18 个月的治疗，该患儿的免疫力大大提高，在水痘流行期也安然无恙。重症联合免疫缺陷成为人类第一种应用体细胞基因治疗技术进行治疗的疾病，后来很多该病患者都成为体外基因治疗的典范。

同步训练

A 型题

1. 某男性患儿，3 岁，智力低下、皮肤白皙、尿和汗液有特殊臭味，可初步诊断为
   A. 先天愚型　　　　　　B. 先天性心脏病　　　　　　C. 白化病
   D. 猫叫综合征　　　　　E. 苯丙酮尿症

2. 下列哪项不是染色体检查的适应证
   A. 智力发育不全，生长发育迟缓　　　　B. 35 岁以上孕妇
   C. 先天畸形　　　　　　　　　　　　　D. 近亲结婚的夫妇
   E. 女性多发流产的夫妇

3. 目前，饮食治疗遗传病的基本原则是
   A. 口服维生素　　　　B. 控制蛋白质摄入量　　　　C. 多食肉类
   D. 禁其所忌　　　　　E. 少吃多餐

B 型题

4 ~ 6 题
   A. 手术治疗　　　　B. 药物治疗　　　　C. 饮食治疗
   D. 基因治疗　　　　E. 不治疗，顺其自然

4. 苯丙酮尿症最适于

5. 遗传性生长激素缺乏症最适于

6. 唇腭裂最适于

第六节　遗传病的预防与遗传咨询

一、遗传病的预防

人类大多数遗传病都难以治疗或疗效不理想，且一般不能达到根治的目的。因此，以预防为主，避免有遗传缺陷的患儿出生，降低人群中遗传病的发病率，是切实可行之策。

（一）遗传病的群体普查与登记

为了预防遗传病，控制它在人群中的流行，应有计划地进行遗传病群体普查，掌握某一地区人群中遗传病的种类、分布、遗传方式、发病率、危害程度、致病基因频率及携带者频率等，有利于对患者及其家属进行婚姻与生育指导，减少遗传病的发生。采用的普查方法一般应简单易行，准确性要较高。所选病种应为发病率较高、危害较大、可以治疗、有可靠方便的筛查办法并适合大规模进行的疾病。

在普查的基础上，应对所发现的致死、致残等危害严重的遗传病进行登记，以便更深入地观察和分析。登记的内容应力求切实、全面，至少应包括个人病史、发育史、婚姻和生育史、家族史。

（二）携带者的检出

携带者是指表型正常而带有致病遗传物质的个体，包括单基因隐性遗传病的杂合子、染色体平衡易位的个体、倒位染色体的携带者、表型正常的延迟显性个体及不规则显性中未发病的杂合子。

携带者检出是指对一些人群中发病率较高或危害严重的遗传病，采用可靠、经济、准确的方法在群体中进行筛查，对检出者给予婚育指导，是预防遗传病一种方法。对于检出的隐性致病基因携带者，可计算复发风险并给予婚育指导及必要的产前诊断。对平衡易位、倒位携带者，提供建议和产前诊断方法。对显性遗传病携带者，可预先控制发病环境因素以减缓或防止病情的发展。

携带者检出包括临床水平、细胞水平、蛋白质水平、基因水平。临床水平主要是靠临床表现来分析某人是否是携带者，一般难以准确检出；细胞水平的方法是染色体检查；蛋白质水平的方法主要是检测蛋白质或酶的活性；基因水平的方法主要是直接检测是否有致病基因。

 课堂互动

携带者的检出意义何在？开展起来有何困难？

（三）婚姻与生育指导

对于适婚年龄的男女及其亲属，特别是遗传病患者及其亲属进行婚姻指导及生育指导，可防止患儿出生，减少人群中相应的致病基因，达到优生的目的。

1. 婚姻指导　婚姻指导主要包括以下几个方面。

严重的常染色体显性遗传病（能致死、致残、致愚者）患者，其下代患病风险达1/2，显然不宜结婚。

隐性遗传病杂合子间的婚配，其下一代有1/4的可能发病。因此，对可检出的携带者，应尽量劝阻他们结婚。

禁止近亲结婚。隐性遗传病中近亲结婚生育患儿的概率较非近亲结婚者高（详见本章第三节）。我国婚姻法规定"血缘亲属及第三代以内的旁系亲属间不能结婚"，这是符合优生原则的。

禁止医学上认为不能结婚的疾病患者结婚。如我国婚姻法中规定，患麻风病未经治愈禁止结婚。

2. 生育指导　对于不宜结婚的遗传病患者已经结婚的，以及明确双方为同一隐性遗传病的携带者而又不能进行产前诊断时，最好动员一方进行绝育；如果母亲已怀孕则应进行产前诊断，确定胎儿的性别和疾病情况，进行选择性流产。

例如，已知孕妇为假肥大型肌营养不良携带者，父亲正常，则女胎肯定正常，但男胎是患儿的概率为1/2。在无条件确定胎儿是否患病时，最好进行男胎流产。

对于连续两次以上的自然流产的妇女，应进行染色体检查，确定是否与遗传因素有关，由医生决定是否再次受孕。已育有畸胎的妇女，再次生育之前必须经过医生全面检查，弄清畸胎的原因，再决定是否妊娠。

（四）新生儿筛查和症状出现前预防

新生儿筛查是指在新生儿群体中，运用快速、准确的实验室检测方法对某些疾病进行筛查。筛查疾病一般是危害严重而早期缺乏特殊症状的遗传性代谢疾病，筛查出的患儿可及时开展有效治疗，以防止机体的不可逆的损害，进而防治临床症状的出现。

目前，我国已开展新生儿筛查的病种有苯丙酮尿症、先天性甲状腺功能减低、先天性听力缺陷和 G－6－PD 缺乏症（南方）等。例如，苯丙酮尿症的新生儿筛查，一般在新生儿出生 3 天后采足跟血，检测血中苯丙氨酸浓度，若苯丙氨酸增高，需要进一步检查，确诊后立即进行低苯丙氨酸饮食治疗，可达到预防发病的目的。

 课堂互动

你所知道的本地医院的新生儿筛查有哪些病种？

二、遗传咨询

（一）遗传咨询的概念和意义

遗传咨询又称遗传商谈，是指由咨询医生和咨询者共同商讨咨询者提出或其家庭已显示出的各种遗传问题，并在医生指导下解决这些问题的过程。临床医生和遗传工作者需解答遗传病患者及其亲属提出的有关遗传病的病因、遗传方式、诊断、治疗和预防以及患者亲属或再生育时该病的复发风险等问题，并提出医学建议和医学指导，供咨询者作决策时参考。

（二）遗传咨询的对象和内容

需要进行遗传咨询的主要对象是：①结婚多年不育者；②夫妻双方或一方有某种遗传病史，询问后代是否会患同样的遗传病；③询问者已育有某遗传病患儿，询问再生育时胎儿患同样疾病的风险，有无预防及治疗办法；④育有不明原因智力低下患儿的夫妻，询问原因及是否影响再生育的子女；⑤有不明原因的习惯性流产、早产、死产及新生儿死亡史的孕妇；⑥35 岁以上的高龄产妇；⑦有过致畸因素接触史的人，询问是否影响胎儿发病。

遗传咨询的核心内容是计算复发风险，分为：①遗传学方面：遗传病的遗传方式、再生育复发风险等；②医学方面：遗传病的诊断、治疗、预防等。

（三）遗传咨询的步骤和方法

遗传咨询可遵循下列步骤：

1. 填写病例 认真、详细地填写遗传咨询病历，并妥为保存，以备后续咨询用。

2. 诊断 正确的诊断是遗传咨询的基础，也是最重要的一个环节。咨询医生通过询问咨询者的病史、家族史、婚姻史、生育史来绘制系谱，并综合临床检查、生化检查、染色体检查、基因检查等手段来判定是否为遗传病，是哪种遗传病，并推算复发风险。

3. 商谈 咨询医生应为咨询者提供完整专业的意见和多种可供选择的对策，并与咨询者反复商讨以帮助其做出最恰当的选择。关键是对有关成员的婚育提出指导性的意见和建议，避免患儿再次出现。方案一般包括劝阻结婚、避孕、人工流产、不再生育、产前诊断、终止恋爱或婚约、离婚、人工授精、胚胎移植和积极改善症状等措施，此时应由咨询者选择咨询医生提出的方案。随着产前诊断技术的发展，一些对策也在不断变化，比如某些遗传病一旦可以在出生前就做出准确诊断，就能使一些患者生育正常孩子的概率由原来的 1/2 提高到 100%，可避免以前夫妻遇到这种情况时选择生与不生孩子的痛苦。

4. 随访 为了明确咨询者所提供信息的可靠性，观察咨询的效果，有时需要对咨询者进行随访，以便改进工作。某些咨询者或家庭成员对防治对策的选择产生意见分歧，无法做出正确的决定，咨询医师应在随访时加以耐心、充分的解释，纠正错误，以便有效地预防遗传病在家族中发生。

（四）遗传咨询中的典型案例

一对正常夫妇生出一个智力低下的孩子，前来进行咨询，再生孩子是否还会患智力低下？也想知道这个患儿能否治疗及如何治疗。

这是遗传咨询中最常见的问题，几乎占遗传门诊病历一半以上。造成智力低下的原因是多方面的，有遗传因素方面的作用，也有疾病及环境等方面的作用。

开展遗传咨询可先了解患儿家族史；然后对患者进行必要的体格检查及智能测验，以明确其智力损伤的程度、并发的异常及引起智力低下的原因；最后提供诸如将患儿留在家里照顾或上特殊教育学校等方案供家长决策。

引起智力低下的原因很多，大致可以分为以下几类。

（1）染色体异常　以21－三体综合征最常见，约占智力低下者的10%，染色体检查可确诊。一般常染色体异常引起的多为重度智力低下，双亲核型都正常时，再发风险很低；双亲之一为易位携带者时，再发风险为10%。性染色体引起的智力损伤多较轻，若双亲核型都正常，再发风险也很低；双亲之一为嵌合体或易位携带者时，再发风险超过10%。

（2）单基因病　许多单基因病可导致智力低下，如 AD 中的多发性神经纤维瘤、AR 中的苯丙酮尿症、XR 中的自毁容貌综合征等。可以按单基因病复发风险计算（详见本章第三节）再发风险。

（3）多基因病　占遗传性智力低下的15%~20%。如果双亲智力正常，患儿为子女中唯一患者，则下次妊娠的复发风险<5%；如已有两个患儿，则再生育的复发风险>10%。

（4）环境因素　引起智力低下的环境因素包括胚胎期的宫内感染、X 线照射、母亲食用含铅的食品、母亲的营养缺乏等。另外，分娩及出生后的因素如分娩产伤、产程缺氧、婴儿期脑炎及新生儿营养不良等也可导致智力低下。如产程缺氧在我国很常见，约占新生儿的5%，其中17%的新生儿日后将表现为智力低下。

为避免儿童的大脑在发育过程中受损，对智力低下进行早期确诊和治疗十分重要。对于半乳糖血症和苯丙酮尿症等疾病，如能在出生后早期诊断，并及时开始饮食治疗或药物治疗，可使患儿达到基本正常的智力水平。

一般来说，轻度智力低下的儿童生活能够自理，通过努力能达到小学文化水平，可留在家里照顾；中度智力低下的儿童生活可以半自理，通过上特殊教育学校可以从事简单的手工劳动；重度智力低下患儿是需要护理的对象。

总之，作为咨询医生要耐心地与咨询者讨论，仔细分析智力低下发生的原因，对诊断、预防、治疗和教育等问题提出建议，供咨询者参考。

课堂互动

谈谈你所了解的遗传咨询。

同步训练

A 型题

1. 对于一些危害严重、可致残的遗传病，目前尚无有效疗法，也不能进行产前诊断，再次生育时的再发风险很高，宜采取的对策是

    A. 遗传咨询　　　　B. 出生后诊断　　　　C. 人工授精

    D. 不再生育　　　　E. 药物控制

2. 遗传咨询的步骤没有

    A. 商谈　　B. 随访　　C. 诊断　　D. 填写病历　　E. 治愈遗传病

B 型题

3 ~ 5 题

    A. 劝阻结婚　　B. 不再生育　　C. 人工流产　　D. 产前诊断　　E. 人工授精

3. 遗传咨询中咨询者的胎儿染色体检查发现数目和结构均异常的，最恰当的对策是

4. 遗传咨询中遇到三代以内近亲恋爱的咨询者，最恰当的对策是

5. 遗传咨询中遇到夫妻正常，但已育有一个先天畸形患儿的，最恰当的对策是

第六章 非遗传因素与优生

知识要点

环境因素对优生的影响；营养因素与优生的关系；药物因素与优生的关系；妊娠合并症及并发症对胎儿的影响；不良嗜好、情绪对优生的影响。

无论古今中外，优生是每对夫妻的共同愿望，而控制人口数量、提高人口素质也是我国的一项基本国策。如何用有效的手段降低胎儿缺陷的发生率，日益受到人们的关注。新生命的产生和孕育是一个极其复杂的过程，影响这一过程的任何因素都会影响胎儿的质量，尽管先天的遗传因素很重要，但这些遗传因素如何表现出来和表现到何种程度，还要受到非遗传因素的影响。非遗传因素主要包括环境因素、营养因素、药物因素、妊娠合并症及并发症、不良嗜好与情绪等。

第一节 环境因素

随着工业的高速发展，环境污染越来越严重，也为新生命的诞生增加了风险。影响优生的环境因素包括化学、物理和生物等因素。

一、化学因素

（一）化学工业物质

铅在工业上应用极广，铅能引起流产、早产、死产等，同时对胎儿神经系统有损害，长期与铅接触的女工，在怀孕前后的一段时间，应脱离相关环境。

汞在工业上用途广泛，如仪表、仪器等用汞做填充剂，无机汞和有机汞还用做杀虫剂、防腐剂和选种剂。甲基汞可引起精子和卵子畸变导致多发畸形。汞作业女工自然流产、早产及妊娠高血压疾病发病率较高。因此，妇女妊娠后也要避免接触汞。

除此之外，二氧化硫对胚胎有毒性作用，汽油可以在胎儿组织中蓄积，引起胎儿损伤，多氯联苯、氯乙烯、苯乙烯、氯丁二烯等都可以对生殖细胞及胚胎产生毒性作用。

知识链接

水俣病

　　水俣病是指人或其他动物食用了被有机汞污染的鱼类，使有机汞侵入脑神经细胞而引起的一种综合性疾病，是世界最典型的公害病之一。本病最早于 1953 年在日本九州熊本县水俣镇发生，当时由于原因不明，故称为"水俣病"。其临床表现为手足协调失常，甚至步行困难、运动障碍，弱智，听力及语言障碍，肢端麻木，感觉障碍，视野缩小；重者精神错乱、感觉失调、痉挛，最后死亡。发病后 3 个月内有半数重症者死亡。孕妇可将这种汞中毒带给胎儿，令幼儿天生弱智。

（二）农药

　　我国是农业大国，农药应用十分广泛，误服农药引起的急性中毒日益受到重视，但对于孕妇摄入农药引起的危害，却缺乏足够的认识和警惕。农药应用造成了水源、土壤、空气和食品严重污染，目前发现 30 多种农药具有胚胎毒性和致畸作用，如杀虫脒、叶蝉散、保棉丰、有机磷、拟除虫菊酯、氨基甲酸酯、三氯杀虫螨、稻瘟净、百草枯等。在受孕后 60 天内胚胎发育对农药致畸物最敏感。妊娠期接触农药可致流产、早产、死胎和先天性畸形，并可使胚胎发育停止。因此，妇女在妊娠和哺乳期应避免接触农药。男性也应尽量避免接触农药，因为有些农药可引起精子异常，也可造成后代畸形。

二、物理因素

　　物理因素包括人们在日常生活、生产劳动中接触的气象条件、辐射、噪声和振动等。

（一）电离辐射

　　电离辐射是严重而常见的物理致畸物，包括 X 线，α、β、γ 射线以及电子、中子等粒子的放射线。放射诊断（包括 X 线片与 CT 检查）、放射治疗与核医学在医学上的广泛应用使医用辐射成为人们接受人工电离辐射的主要来源。在孕期接受大量放射线可使胎儿染色体断裂、畸变，造成胎儿畸形。因此，怀孕早期要绝对避免任何放射性检查和治疗。

（二）噪声与振动

　　孕早期接触噪声的孕妇，胎儿畸形发生率明显高于不接受噪声的孕妇，女性孕期接触噪声声级超过 85～90 分贝，可致自然流产与低体重儿发生率增高，长期噪声刺激可诱发先天性缺陷及高频听力的丧失。噪声可引起子宫、胎盘缺血，导致胎儿缺氧，使胎儿发育障碍。

（三）高温

高温也有致畸作用，研究表明，孕早期有发热史的胎儿先天性心脏病发生率比无发热史的高80%。所以，孕妇不宜用过热的水淋浴，孕妇体温超过38.9℃时可考虑终止妊娠。

知识链接

非电离辐射对优生的影响

微波与超声波是一种非电离辐射，近20年来广泛应用于医学、工业、通讯和日常生活中，人们每天都在接受不同程度的微波辐射，其热效应可使机体温度升高，损害生精上皮而抑制精子的发生。妊娠妇女小剂量、长时间接触微波可导致死胎、畸形。最典型的是生活中广泛应用的微波炉，有研究发现，在职业接触的人群中，男性的子代先天愚型的发生率高，而女性更易流产。因此，妊娠期妇女应尽量减少接触此类辐射。

三、生物因素

影响优生的生物因素主要指病原体感染。引起胎儿先天性畸形的主要生物因素有病毒、原虫和螺旋体3类，其中以病毒感染为主。已知病原微生物有风疹病毒、巨细胞病毒、疱疹病毒、流感病毒、乙肝病毒、脊髓灰质炎病毒以及弓形体、梅毒螺旋体等感染均可通过胎盘屏障直接干扰胚胎的正常发育，从而导致先天性缺陷的发生。

（一）弓形虫感染

弓形虫是一种人畜共患的寄生虫感染。当孕妇被感染后，有30%~46%的患者其弓形虫可通过胎盘感染胎儿，直接影响胎儿的发育，致畸甚至致死，也可使孕妇流产、早产、死产或增加妊娠并发症。

课堂互动

一位妊娠2个月的孕妇，最近出现发热等不适，去医院咨询，询问病史发现家中饲养宠物狗，且关系密切。请问：你作为医生，应如何给予患者建议及处理？

（二）风疹病毒感染

风疹是由风疹病毒引起的一种急性传染病，是造成胎儿先天性畸形的主要原因之一。妊娠早期感染风疹病毒，可出现先天性心脏畸形、白内障、耳聋、发育障碍等，称为先天性风疹综合征。

（三）巨细胞病毒感染

巨细胞病毒属于疱疹病毒，它可通过胎盘感染胎儿，尤其是 4 个月以内的胎儿，以神经系统受损最为严重，常出现脑积水、小头畸形、视网膜脉络膜炎以及智力障碍。因此，妊娠早期确诊为巨细胞病毒感染者应终止妊娠。

（四）单纯疱疹病毒感染

单纯疱疹病毒有 2 个血清型：HSV－1 和 HSV－2。HSV－1 称口型，半岁后的婴儿易发生原发性感染，较少感染胎儿。HSV－2 称生殖型，孕妇感染后，可通过宫内感染及产道传染胎儿而致畸形，如小头畸形、小眼、视网膜脉络膜炎、脑积水、脑发育不全、脑软化及智力障碍，死亡率高。

除此之外，流感病毒可致胎儿唇裂、中枢神经系统异常缺陷。孕妇患乙肝可造成流产、早产、死产和新生儿窒息。艾滋病病毒感染对胎儿更是凶险，若孕妇是 HIV 阳性或艾滋病患者，其感染胎儿的概率是 25％，胎儿感染艾滋病病毒后，可迅速发病，病情严重，常在 2 岁前死于艾滋病并发症。

知识链接

TORCH 检查对优生的意义

近年来，人们的优生意识不断增强，对生物因素引起的优生问题更加关注。TORCH 是一组能引起宫内感染的病原体，包括弓形虫、风疹病毒、巨细胞病毒、单纯疱疹病毒等。其感染特点是患者感染其中任何一种病毒，多数自身症状轻微，甚至无症状，但对胎儿存在不同程度的危害，可导致胎儿宫内发育迟缓、畸胎、流产、死胎，尤以孕早期影响最严重。国家已将 TORCH 检查列入免费孕前优生检查，可抽血化验，尽早发现是否宫内感染，TORCH 急性感染不宜受孕，应积极治疗。治疗后可再妊娠，可获得正常胎儿。

同步训练

A 型题

1. 已知可通过胎盘屏障干扰胚胎发育的病原微生物有
   A. 风疹病毒　　　　B. 肺炎双球菌　　　　C. 柯萨奇病毒
   D. 真菌　　　　E. 支原体
2. 水俣病的发生与哪种因素有关
   A. 汞　　　B. 铅　　　C. 砷　　　D. 甲醛　　　E. 氯乙烯
3. 与优生有关的物理因素包括
   A. 气象条件　　B. 辐射　　C. 噪声　　D. 振动　　E. 以上均是

B 型题

4 ~ 7 题

    A. 风疹病毒　　　　B. 巨细胞病毒　　　　C. 弓形体

    D. 流感病毒　　　　E. 梅毒螺旋体

4. 先天性风疹综合征是由于孕期感染哪种病毒

5. 胎儿唇裂是由于孕期感染哪种病毒

6. 孕妇流产、早产、死产是由于孕期感染哪种病毒

7. 胎儿出现脑积水、小头畸形、视网膜脉络膜炎以及智力障碍是由于孕期感染哪种病毒

第二节　营养因素

营养不仅是保证胎儿正常发育的物质基础，也关系到出生后婴幼儿的体质和智力，因此，合理调配妊娠各个时期的饮食营养，可使在遗传基因未改变的前提下，使后代得到更好的发展，对优生有着重要的意义。营养因素包括孕前营养和孕期营养。

一、孕前营养

一般人往往认为孕期营养重要，而对孕前的营养不够重视，其实，孕前的营养对于优生也很重要。妇女孕前的体重与新生儿的出生体重相关，许多低体重的新生儿往往是母亲孕前体重较轻或孕后体重增加较少所致；有的妇女产出巨大婴儿，常与孕前或孕后营养不合理有关。因此，孕前营养不容忽视。首先，要养成良好的饮食习惯，吃东西宜多样化，不偏食、不忌嘴。其次，注意合理饮食，准备生育的妇女，应注意蛋白质、矿物质和维生素的摄入，可适当服用叶酸片，一般要求用量为 $4000\mu g/d$，可预防唇裂、腭裂。注意预防孕前贫血。再者，注意食物的选择，避免食用被污染的食物。腌制品、腊制品及罐头等加工食物应避免食用，蔬菜要清洗干净，水果去皮，避免饮用咖啡、饮料、果汁等饮品，家庭炊具避免使用铝制品及含铅的彩色搪瓷制品。

二、孕期营养

孕期营养不但要维持母体孕前正常的生理需要，还要保证母体乳房、子宫、胎盘及胎儿发育的需要，并要为分娩、哺乳储备一定的养料。若孕期营养不良，不仅影响母体本身的健康，还会影响胎儿的生长发育。

1. 蛋白质　是构成人体组织和器官的重要成分，可保证组织细胞的成长、修复、更新。孕期蛋白质摄入充足可使孕妇减少难产率，减少妊娠贫血、营养缺乏性水肿及妊娠高血压等疾病，并使产后乳汁分泌充足。孕期蛋白质摄入不足可导致胎儿生长发育迟缓、体重偏轻、智力发育不全。2000 年，中国营养学会建议有一定活动量的孕妇每日蛋白质摄入总量达到孕早期 $65g/d$、孕中期 $80g/d$、孕末期 $90g/d$。能为人体提供优质蛋白的食物有大豆、蛋类、鱼类、乳类和肉类等。

2. 脂类　是热量的主要来源，也是组成人体的重要成分之一。妊娠期若缺乏脂类，

将影响脂溶性维生素的吸收，推迟胎儿脑部细胞的分裂和增殖。孕期脂类需要量为60~80g/d，奶类、烹调用油及肉类均可提供所需的脂类。

3. 糖类 是人体热量的主要来源。若热量供应不足，会直接影响胎儿的生长发育，使出生婴儿体重偏低。需要量为300~400g/d，宜选用纤维含量较高的未精制主食，来源主要有糙米或五谷饭、面包、馒头等谷物食物。

4. 无机盐及微量元素 钙是构成骨骼和牙齿的主要成分。孕妇每日摄入的钙应达到1.5g，若孕妇缺钙将影响胎儿骨骼的正常发育，引起先天性佝偻病，甚至出现死胎。含钙丰富的食物有乳及乳制品、含草酸少的蔬菜、豆制品、坚果类、虾皮、肉骨头汤。

铁是血红蛋白的主要成分，还是许多酶的组成成分。如果孕妇缺铁，易发生缺铁性贫血，导致胎儿宫内缺氧，生长发育迟缓、早产、死产，生后智力发育障碍，生后6个月之内易患营养性缺铁性贫血。孕妇每日铁摄入量为28mg。含铁较多的食物有动物肝脏、蛋黄、瘦肉以及绿色蔬菜。

碘是合成甲状腺激素的重要成分。甲状腺激素能促进蛋白质的生物合成，促进胎儿脑和骨骼的生长发育。孕妇缺碘将导致胎儿大脑不可逆性的损害，婴儿出生后生长缓慢、反应迟钝、智力低下，成年后患"呆小症"。孕妇每日碘摄入量约为175μg。食用碘盐是补碘的有效方法，含碘丰富的食物有海带、紫菜以及其他海产品。

锌的主要生理功能是促进生长发育，被誉为"生命之花"，缺锌将导致DNA和含金属的酶合成发生障碍。缺锌可导致胎儿脑细胞分化异常，脑细胞总数减少，新生儿出生体重低下。孕期锌的每日摄入量为20mg。含锌量高的食物主要有动物肝脏、鱼、肉类、海产品等，特别是牡蛎中含锌量最高。

镁对胎儿的造血系统有影响，缺镁可导致溶血性贫血，还会引起染色体的异常，使胎儿肝细胞染色体出现终端缺失及碎片。孕期镁的每日摄入量为350~360mg。镁含量丰富的食物有谷类、豆类、蔬菜、坚果类、肉类、海产品等。

除此之外，孕期需补充的微量元素还有硒、铜、锰等。

5. 维生素 包括维生素A、维生素B、维生素C、维生素D、维生素E和叶酸等。

妊娠期母体内细胞组织的增加和物质储备以及胎儿的正常发育，都需要大量的维生素A，孕期缺乏维生素A易导致胎儿畸形和死亡、流产。严重缺乏的孕妇还会引起胎儿多发畸形，诞生无眼儿及小头畸形儿。我国推荐孕期每日维生素A摄入量为1mg。维生素A只存在于动物性食物如动物肝脏、蛋黄、乳类中；黄绿蔬菜和黄色水果如胡萝卜、豌豆苗、柑橘等含类胡萝卜素较多，在小肠内可转化成维生素A。

维生素D能促进钙、磷的吸收和在骨骼中的沉积，对骨骼的钙化起着重要的作用。孕期维生素D缺乏，可导致孕妇骨质软化症及新生儿低钙血症、先天性佝偻病。维生素D摄入过高也可导致新生儿高钙血症及骨质硬化，孕期使用维生素D制剂补钙应慎重。建议孕期每日维生素D摄入量为10μg。皮肤经紫外线照射可制造维生素D。膳食中维生素D的来源有牛奶、动物肝脏、鱼肝油和蛋类。

维生素C对胎儿的骨骼及牙齿的正常发生、发育，造血系统的健全和机体抵抗力的维持，都有良好的促进作用。孕妇缺乏维生素C，可出现流产、早产。建议孕妇每日维生素 C 摄入量为 100mg。维生素 C 广泛存在于新鲜蔬菜和水果中。

　　叶酸对于维持人类胚胎发育有重要作用。孕妇早期缺乏叶酸是胎儿发生神经管畸形的主要原因之一。建议孕妇每日叶酸摄入量为 400μg。肝脏、酵母、绿色蔬菜等食物是叶酸的主要来源。

　　其他维生素对胎儿的发育也有一定影响，如孕期缺乏维生素 B_1 可致新生儿出现先天性脚气病，严重者引起死亡；维生素 B_2 缺乏可引起胎儿畸形；维生素 B_6 对预防唇裂、腭裂的发生具有明显作用；维生素 B_{12} 缺乏，引起未成熟儿及死产增加。建议孕妇每日维生素摄入量：维生素 B_1 为 1.8mg，维生素 B_2 为 1.8mg，维生素 B_6 为 2.5mg，维生素 B_{12} 为 3mg。

 课堂互动

　　某妇女初次妊娠，由于缺乏优生的有关营养学知识，故来医院咨询。请你制定一套合理的营养方案？

同步训练

A 型题

1. 以下哪种食物富含维生素 A
　　A. 新鲜蔬菜　　　　　　B. 坚果　　　　　　C. 海产品
　　D. 胡萝卜　　　　　　　E. 鱼肝油

2. 孕妇在孕早期缺乏叶酸是胎儿发生何种畸形的主要原因
　　A. 头面部畸形　　　　　B. 心脏畸形　　　　C. 手脚畸形
　　D. 神经管畸形　　　　　E. 生殖器畸形

3. 孕妇缺乏哪种微量元素会导致呆小症患儿出生
　　A. 碘　　　B. 硒　　　C. 铁　　　D. 锌　　　E. 铜

B 型题

4 ~ 7 题
　　A. 碘　　　B. 镁　　　C. 铁　　　D. 锌　　　E. 钙

4. 新生儿患呆小症是由于缺乏哪种元素

5. 新生儿患缺铁性贫血是由于缺乏哪种元素

6. 新生儿患溶血性贫血是由于缺乏哪种元素

7. 新生儿患佝偻病是由于缺乏哪种元素

第三节　药物因素

一、妊娠期用药与致畸

20 世纪 60 年代，欧美曾发生过治疗早孕反应的药物"反应停"事件，此后陆续发现了其他一些药物也能导致胎儿畸形，推翻了胎盘是天然屏障的假说。妊娠期如何选择药物已成为临床医生关注的问题。目前，已证明对胎儿有致畸作用的药物如下。

1. 抗癌药物 如放线菌素 D、环磷酰胺、5-氟尿嘧啶、苯丁酸氮芥等药物，可导致无脑儿、脑积水、唇腭裂、兔唇、肾及输尿管缺损、四肢及眼畸形等。

2. 激素类药物 如己烯雌酚、黄体酮、雌激素、可的松。口服避孕药可造成胎儿生殖器官畸形，如女婴男性化、男婴尿道下裂等畸形。

3. 抗凝血药物 如肝素、双香豆素、阿司匹林、水杨酸等也可致畸，并可诱发出血性疾病。

4. 抗生素 如四环素、土霉素、链霉素、庆大霉素、新霉素等。四环素、土霉素可造成胎儿短指畸形、囟门隆起、先天性白内障，妊娠末期服用可造成儿童期牙釉质发育不良；链霉素、庆大霉素类药物可损害胎儿第八对脑神经，导致先天性耳聋，还可损害肾脏功能；新霉素可致胎儿骨骼发育异常、肾肺小动脉狭窄、先天性白内障、智力障碍。

5. 巴比妥类及镇静安眠药 如苯妥英钠、扑米酮、地西泮等可致肢体、面部及脑发育畸形。

6. 抗疟药 如奎宁、氯喹乙胺嘧啶，可致胎儿多发畸形，如耳聋、四肢缺损、脑积水等。

7. 降糖药 如甲苯丁脲和氯磺丙脲可致肢体畸形。

另外，广谱抗病毒药利巴韦林有致畸作用，孕妇禁用。总之，孕妇应避免滥用药物，用药时要衡量利弊、全面兼顾。

知识链接

震惊世界的反应停事件

1959 年 12 月，西德儿科医生 Weidenbach 首先报道了 1 例女婴的罕见畸形；1961 年 11 月，在原西德妇科学术会议上，有 3 名医生分别报道发现了很多婴儿有类似畸形，这些畸形婴儿没有臂和腿，手和脚直接连在身上，很像海豹的肢体，故称为"海豹肢畸形儿"及"海豹胎"。研究表明，"海豹胎"的发生，是妇女在怀孕初期服用"反应停"（沙利度胺）所致。此药首先由西德一家制药公司合成，1956 年进入临床并在市场试销，1957 年获西德专利。这种药治疗早孕期间的孕吐反应有很好的效果，相继在 51 个国家获准销售。从 1956 年反应停进入市场至 1962 年撤药，全世界 30 多个国家和地区共出现了 1 万余例畸形儿，各个国家畸形儿的发生率与同期反应停的销售量呈正相关。反应停所造成的胎儿畸形，成为 20 世纪最大的药物导致先天性畸形的灾难性事件。此后，全世界进行了大规模的药物致畸的研究，结果发现不少药物有不同程度的致畸作用。

二、妊娠期合理用药

孕期合理用药愈来愈受到重视。目前根据药物对胎儿的危害分类标准，美国食品药品管理局（FDA）根据动物实验和临床实践经验及胎儿的不良影响，将药物分为 A、B、C、D、X 五类。

1. **A 类（最安全）**　动物实验和临床观察未见对胎儿有害。A 类药物极少，如维生素 B、C 等。

2. **B 类（相对安全）**　动物实验显示对胎仔有危害，但临床研究未能证实或无临床验证。多种临床常用药属此类。如红霉素、磺胺类、地高辛、氯苯那敏等。

3. **C 类（相对危险）**　仅在动物实验证实有致畸或杀胚胎的作用，但在人类缺乏研究资料证实。如硫酸庆大霉素、氯霉素、盐酸异丙嗪等。

4. **D 类（危险）**　临床有资料表明对胎儿有危害，但治疗孕妇的疗效肯定，又无替代药物，权衡利弊后再应用。如抗惊厥药苯妥英钠、链霉素等。

5. **X 类（高度危险）**　证实对胎儿有危害，禁用。如镇静药中氟西泮、抗肿瘤药氨基蝶呤等。

总之，孕期用药，如果不是必需，最好不用药，确实需用药，尤其是妊娠 12 周内需要用药时，要严格掌握药物的用法及剂量，尽量缩短用药时间，A 类药物安全，B 类药物可用，C 类慎用，D 类药物在无其他药物选择的情况下选用，交代清楚最小有效量和最短有效疗程为原则，局部用药的安全性高于全身用药。有 2 种以上可选药物时，选择对胎儿危害小的，或者选择临床上使用多年且对胎儿影响较清楚的种类；因治疗需要而必须长期应用可致畸的药物，则应终止妊娠。

📖 课堂互动

一怀孕 3 个月孕妇，最近不慎淋雨后出现发热、咳嗽，咳痰，体温 38.9 ～ 39.5℃ 左右，在医院行胸片检查后发现左肺感染，你作为医生，该如何制定行之有效的治疗方案？

同步训练

A 型题

1. "海豹胎"的产生与哪种致畸药物有关
   A. 反应停　　B. 溴隐亭　　C. 奎宁　　D. 链霉素　　E. 以上均不是

2. 孕妇在孕早期可应用的最安全的药物有哪些
   A. 青霉素　　B. 链霉素　　C. 奎宁　　D. 反应停　　E. 苯妥英钠

3. 以下哪种药物可致胎儿听力损害
   A. 青霉素　　B. 链霉素　　C. 罗红霉素

D. 反应停　　　E. 地西泮

B 型题

4～7 题

A. 链霉素　　　B. 青霉素钠　　　C. 新霉素　　　D. 可的松　　　E. 四环素

4. 妊娠期可服用的最安全的药物是

5. 妊娠末期服用哪种药物可造成儿童期牙釉质发育不良

6. 妊娠期服用哪种药物可造成胎儿生殖器官畸形

7. 妊娠期服用哪种药物可导致先天性耳聋

第四节　妊娠合并症与并发症

影响优生的因素除了遗传、环境、营养之外，还与孕妇妊娠期甚至妊娠前的健康状况有关。母体在妊娠期患病会直接或间接地影响胎儿的生长发育，导致胎儿宫内发育迟缓，甚至死胎、畸形。

一、妊娠合并症对胎儿的影响

妊娠合并症是指妊娠之前或妊娠期间发生的非妊娠所引起的疾病。常见的对胎儿影响较大的妊娠合并症有妊娠合并贫血、心脏病、高血压病、糖尿病、肾病及甲亢等。

（一）妊娠合并心脏病

妊娠合并心脏病包括先天性、风湿性、高血压性心脏病、围生期心肌病、心肌炎及甲状腺功能亢进引起的心脏病和冠心病等，是最严重的妊娠并发症，也是引起孕妇死亡的主要原因。可造成流产、早产、死胎、胎儿宫内发育迟缓、胎儿窘迫及新生儿窒息。心脏病患者是否能安全妊娠及分娩，取决于心脏的病变程度及心脏的功能。故妊娠期间必须严格加强监护，必要时终止妊娠。

（二）妊娠合并高血压病

妊娠合并高血压的妇女，如为早期或轻度高血压患者则可以怀孕，但必须加强监护。妊娠早期就出现蛋白尿的患者则应及时终止妊娠。中度高血压病妇女妊娠死亡率较高。妊娠中晚期易发生妊娠高血压综合征，致子宫胎盘供血不足，引起宫内胎儿缺氧、羊水胎粪污染或发生智力不全、脑瘫等，严重的会引起死胎。

（三）妊娠合并贫血

贫血是妊娠期常见的合并症。由于妊娠期血容量增加，且血浆增加多于红细胞增加，血液呈稀释状态，又称生理性贫血。轻度贫血对胎儿无明显影响，重度贫血会使胎儿发育迟缓，甚至早产、死胎，故应积极预防和治疗。

（四）妊娠合并糖尿病

妊娠合并糖尿病属高危妊娠，对母儿均有较大危害。糖尿病对妊娠的影响，取决于病情的严重程度及血糖控制程度。糖尿病对胎儿影响极大，易出现巨大儿、畸胎，并常因呼吸窘迫综合征而发生新生儿死亡。轻度糖尿病患者，妊娠后必须严格做好监护。

二、产科并发症对胎儿的影响

产科并发症是指妊娠或分娩过程中发生的异常情况，这些并发症有的因对母体产生影响而波及胎儿，有的直接危及胎儿，如胎儿窘迫、胎膜早破、脐带异常等。常见的产科并发症有胎儿窘迫、胎膜早破、胎盘早剥、前置胎盘、脐带异常、羊水栓塞等。

> **知识链接**
>
> **羊水栓塞的危害**
>
> 羊水栓塞是指在分娩过程中羊水突然进入血液循环引起急性肺栓塞、过敏性休克、弥散性血管内凝血（DIC）、肾衰竭或猝死的严重分娩晚期并发症，发病率为4/10万~6/10万，产妇死亡率高达70%~80%。羊水栓塞是由于污染羊水中有形物质（胎儿毳毛、角化上皮、胎脂、胎粪）和促凝物质进入母体血液循环引起。近年研究认为，羊水栓塞主要是过敏反应，是羊水进入母体循环后，引起母体对胎儿抗原产生的一系列过敏反应，故建议更名为"妊娠过敏反应综合征"。羊水栓塞多发生在产时或破膜时，也发生于产后，多见足月产，但也见中期引产或钳刮术，大多发病突然，病情凶险。临床多表现为休克、DIC引起的难以控制的全身广泛性出血、急性肾衰竭等并发症，若处理不及时，可危及产妇生命。

（一）胎儿窘迫

胎儿窘迫，是指胎儿在宫内有缺氧征象，并危及胎儿健康及生命。胎儿窘迫主要发生在临产过程中，也可发生在妊娠后期，分为急性胎儿窘迫和慢性胎儿窘迫。

1. 急性胎儿窘迫 多发生在分娩期，一般由于脐带因素（如脱垂、打结、绕颈等）、胎盘早剥、子宫长时间强烈收缩以及产妇处于低血压、休克、中毒状态等导致。

2. 慢性胎儿窘迫 主要发生在妊娠末期，往往延续至临产并加重。多因胎儿因素或孕妇全身性疾病或妊娠疾病引起胎盘功能不全所致。

如果胎儿在宫内慢性缺氧时间过长，可出现胎儿发育及营养不正常，留下各种后遗症，如脑瘫、抽搐、智力低下等，严重者可导致胎儿死亡。

（二）妊娠高血压疾病

妊娠高血压疾病是妊娠期特有的疾病，分娩后可消失。本病由于全身小血管痉挛，各脏器血液灌流减少，对母体造成危害，甚至导致胎盘病变、胎盘早剥及 DIC 发生。临床表现为高血压、蛋白尿、浮肿，严重者可出现抽搐、昏迷，甚至母婴死亡。目前仍为孕产妇及围生儿死亡的重要原因。

（三）妊娠晚期出血

妊娠晚期出血的疾病主要包括胎盘早剥和前置胎盘。

1. 胎盘早剥　是妊娠晚期严重的并发症，往往起病急、进展快，若处理不及时，可危及母儿生命。胎盘早剥出血引起胎儿急性缺氧，使新生儿死亡率、早产率明显升高。

2. 前置胎盘　是妊娠晚期出血的最常见原因之一，为妊娠晚期严重并发症。前置胎盘出血可导致胎儿缺氧、窘迫，甚至死亡；为挽救孕妇和胎儿生命而被迫早产，早产率增加，早产儿成活率较低。

（四）脐带异常

脐带异常包括脐带长度异常、脱垂、缠绕、打结、扭转、脐带帆状附着等，可引起产程延长，处理不当可引起胎儿宫内窘迫、缺氧，甚至胎死腹中。而脐带脱垂是分娩过程中对胎儿威胁最大的并发症之一。脐带脱垂往往是突然发生的紧急情况，脐带一过性受到胎儿先露部位的压迫（头先露最重，肩先露最轻），而发生胎儿缺氧，脐带血液循环障碍，甚至瞬间死亡。

同步训练

A 型题

1. 妊娠合并症包括以下哪些疾病
　　A. 妊娠合并贫血　　　B. 妊娠合并心脏病　　　　C. 妊娠合并高血压病
　　D. 妊娠合并糖尿病　　E. 以上均是
2. 产科并发症不包括以下哪种疾病
　　A. 胎儿窘迫　　　　　B. 妊娠高血压疾病　　　　C. 妊娠晚期出血
　　D. 脐带异常　　　　　E. 妊娠合并心脏病
3. 妊娠高血压疾病的临床表现是
　　A. 高血压　　B. 蛋白尿　　　C. 浮肿　　　D. 抽搐　　　E. 以上均是

B 型题

4～7 题
　　A. 妊娠合并糖尿病　　　　B. 妊娠合并心脏病　　　　C. 妊娠合并高血压病
　　D. 胎盘早剥　　　　　　　E. 脐带脱垂

4. 哪项是妊娠晚期严重的产科并发症
5. 哪项易在妊娠中晚期发生妊娠高血压综合征

6. 哪项对胎儿影响极大，易出现巨大儿、畸胎
7. 哪项是分娩过程中对胎儿威胁最大的并发症之一

第五节　不良嗜好与情绪

生活中的一些不良嗜好对胎儿有很大影响，如吸烟、酗酒、吸毒、饮咖啡及浓茶等，均可导致胎儿宫内发育迟缓，引起流产、出生缺陷等的发生。

一、不良嗜好对胎儿的影响

（一）吸烟

吸烟能引起男女生殖功能障碍并影响胎儿正常发育的观点早已被确认。烟草中的尼古丁、CO 和多环芳香烃对孕期胎儿有害。孕妇吸烟或长期被动吸烟，会导致体内慢性缺氧、血管弹性降低，引起胎儿宫内发育迟缓、先天性心脏病、自然流产率高、围生期死亡率高、新生儿出生体重偏低等，其影响程度与吸烟数目及年限有关。

（二）酗酒

酒精是人类优生的大敌，能引起多种胎儿畸形。慢性酒精中毒母亲的婴儿，在出生后 1 周内死亡率接近 17%，在幸存的婴儿中约有 32% 有酒精综合征，出现小头、小眼裂、四肢及面部发育不全和先天性心脏病。胎儿畸形出生率与妊娠期饮酒量呈正比。丈夫有嗜酒史，可影响孩子将来的情绪，造成人格障碍等。

（三）毒品、兴奋剂、麻醉剂

吸毒与滥用毒品也具有生殖发育毒性。常见毒品有海洛因、大麻、可卡因、摇头丸等。大麻可引起神经行为异常，导致胎儿宫内生长缓慢、神经管缺陷、死胎。安非他命、可卡因等兴奋剂可引起胎儿畸形，前者可致宫内生长缓慢、心血管异常、胆道闭锁，后者可引起智力低下、小头畸形。海洛因、美沙酮等麻醉剂可致胎儿中枢神经系统及呼吸系统受到抑制、胎儿宫内生长缓慢、新生儿药物依赖。

二、不良情绪对胎儿的影响

孕妇的情绪与胎儿的发育有着极为密切的关系，胎儿也能随着母亲的情绪变化而做出相应的反应。研究表明，胎儿可通过母体内化学物质的浓度来感知母亲的情绪，母亲的情绪对胎儿器官的形成、生长发育以及性格的形成都会产生很大的影响。孕妇在情绪好的时候，体内可分泌一些有益的激素以及酶和乙酰胆碱，有利于胎儿的生长发育；孕妇在恐惧、愤怒、烦躁、哀愁等消极状态中时，身体的各部分机能会发生明显变化，导致血液成分的改变，从而影响胎儿的身体和大脑的发育。孕妇处于极度忧虑之中时，会影响母体血红蛋白的含量和胎儿的体重。孕妇情绪波动过大，还可引起血液中乙酰胆碱

分泌量下降，影响胎儿肝脏的生长发育；肾上腺素分泌量增加会使血管收缩，影响子宫血供，并致胎儿心跳加快。7～10 周内是胎儿腭骨的发育期，此时孕妇情绪不安，可致胎儿唇裂。孕妇长期精神紧张、恐惧不安或妊娠期间情绪低落、忧郁，可引起胎儿不安、胎动增加；所生孩子长大后社会适应能力差，如易出现综合理解能力差，智力障碍及各类情感障碍，如孤僻症、反社会情绪及与他人无法融洽相处，情绪易激动或易被激怒，易患癌症、代谢紊乱、早衰等疾病或体质虚弱，严重影响其身心健康。

同步训练

A 型题

1. 影响优生的不良嗜好包括
   A. 吸烟　　　B. 酗酒　　　C. 吸毒　　　D. 麻醉剂　　　E. 以上均是
2. 可致胎儿畸形的毒品不包括
   A. 海洛因　　B. 大麻　　　C. 可卡因　　D. 摇头丸　　　E. 美沙酮
3. 孕妇长期精神紧张、忧郁可对胎儿产生哪些影响
   A. 唇裂　　　B. 早产　　　C. 智力缺陷　D. 死胎　　　　E. 以上均是

B 型题

4～7 题
   A. 滥用麻醉剂　　B. 酗酒　　C. 吸烟　　D. 滥用兴奋剂　　E. 长期忧郁

4. 可引起胎儿呼吸中枢抑制、产生药物依赖的孕期不良嗜好是
5. 可引起婴儿出现酒精综合征的孕期不良嗜好是
6. 可引起胎儿出现唇裂畸形的行为是
7. 可引起胎儿胆道闭锁畸形的孕期不良嗜好是

第七章　出生缺陷干预与优生

知识要点

> 出生缺陷的概念、发生的病因；出生缺陷干预的三级预防措施；出生缺陷干预的政策与法规；出生缺陷预防健康教育的方法和内容；出生缺陷干预的组织管理与服务。

所有的父母都希望自己的孩子健康完美，所有的家庭都希望未来的生活幸福快乐。然而，出生缺陷让很多父母、很多家庭背负着痛苦、无助和绝望。广西壮族自治区武鸣县有一对农民夫妻，生了第一个孩子是地中海贫血，动不动就发烧，必须经常输血。怀第二个孩子时，到医院做了产前诊断，是个没问题的女孩。几年后，夫妻俩还想生个男孩，在第三次怀孕时没敢对人说，结果老三确实是个男孩，但又是中间型地中海贫血患者，出生不久就只能以输血维持生命。一个好好的家庭被拖得穷困潦倒、家徒四壁，生活十分凄惨。一个有缺陷的孩子会给一个家庭带来很难消散的阴影，那么，我们有什么办法让出生缺陷尽可能地减少呢？2000 年，原国家人口和计划生育委员会正式实施出生缺陷干预工程。本章将介绍出生缺陷的概念、病因以及干预的策略与措施。

第一节　出生缺陷干预概述

一、出生缺陷的概念

出生缺陷也称先天性疾病，是指婴儿出生前发生的身体结构、功能或代谢异常。广义的出生缺陷是指在人的正常范围之外，任何解剖学和功能的变异，但不包括出生时损伤所引起的异常。即包括个体形态结构异常（大体和细微），也包括功能、代谢、行为的异常。狭义的出生缺陷即指先天性畸形，专指婴儿出生时体表或内脏具有解剖学上形态结构异常，可以看出的先天性畸形只是出生缺陷的一部分。

有的出生缺陷是轻微的，对身体影响不大，如多指（趾）畸形、耳部畸形等；而有些则是很严重的，可以导致死亡或造成终身残疾，如神经管畸形、无眼畸形等。有的出生缺陷在婴儿出生时肉眼可见，通过临床观察即可确诊，如唇腭裂、缺指（趾）、并指（趾）等；有的出生缺陷在出生后一段时间才表现出来，如内脏异常的肺发育不良、功能异常的智力低下等。有的出生缺陷比较隐匿，需要依靠特殊技术检查才能明确诊断，如代谢缺陷、先天性心脏病等。

全世界每年有 790 万以上的儿童（即全世界出生总数的 6%）由于遗传或环境原因患有严重的出生缺陷，最常见的严重出生缺陷为先天性心脏病、神经管缺陷和唐氏综合征。出生缺陷可导致胎儿和婴儿死亡，以及大量的儿童患病和长期残疾，不但严重危害儿童生存和生活质量，影响家庭幸福和谐，也会造成巨大的潜在寿命损失和社会经济负担。

二、出生缺陷发生的病因

出生缺陷的发生病因复杂，现在普遍认为，人类的各种出生缺陷是遗传因素、环境因素，或遗传与环境两种因素共同作用的结果。大多数出生缺陷是由多种原因共同造成的，而单独由遗传和环境因素造成的缺陷并不多，只是在不同疾病中两者的主次不一样。出生缺陷的各种病因见表 7-1。

表 7-1　人类出生缺陷发生的原因频率

原因	先天性缺陷患者[*]总数中频率（%）
遗传因素	
染色体畸变	2~5
基因突变（单基因、多基因突变）	20
环境因素	
放射线（受精后 12 日至出生时）	<1
母体疾病[#]	2~3
宫内感染（梅毒）	2~3
药物与环境化学物质	1
环境与遗传因素相互作用	62~69

* 最大值包括两年内确诊的；# 除营养缺乏。

（一）遗传因素

遗传因素是指由于人的遗传物质发生了对人有害的改变，包括基因突变和染色体畸变两大类，而且，这种有害的改变能够遗传给子孙后代。一些遗传因素可直接导致出生缺陷，如染色体病、单基因病；但在多数情况下，遗传因素通过改变个体对环境因素的易感性而影响出生缺陷发生的危险性。如多基因病的发生是遗传因素和环境因素共同作用的结果，在这里，遗传因素增加了个体出生缺陷的危险性。

（二）环境因素

某些环境因素如放射线、感染、化学物质、药物、母体疾病等，在胚胎发育的不同时期可选择性地作用于发育过程中的胚胎或胎儿，致使其形态或功能异常而导致先天性畸形；也可作用于亲代的生殖细胞影响其发育，导致畸形发生。凡是能够引起胚胎畸形的环境因素统称致畸因子，诱发先天性畸形的致畸因子种类很多、范围很广，包括物理因素、化学因素、生物因素、营养因素、不良嗜好、母体疾病等。

（三）环境与遗传因素相互作用

在畸形的发生过程中，环境因素与遗传因素的相互作用可表现为环境致畸因子引起染色体畸变或基因突变而变异，造成先天性畸形；通过胚胎的遗传特性表现，及基因型决定和影响胚胎对致畸因子的易感性。如母亲吸烟会使控制生长因子的基因变异，明显增加胎儿患唇腭裂的危险。

美国学者 Wilson 提出的出生缺陷综合病因分析认为，遗传因素引起的出生缺陷占25%，环境因素引起的出生缺陷占10%，这两种因素相互作用加上其他不明原因造成的出生缺陷占65%。从表7－1可以看出，环境与遗传因素共同作用所致的多因子异常频率为62%～69%。

 课堂互动

探索出生缺陷发生的病因，对于出生缺陷预防的重要意义是什么？

三、我国出生缺陷发生的现状

（一）我国出生缺陷的发生水平

如前所述，我国每年新增出生缺陷约90万例，其中，出生时临床可见的出生缺陷约25万例。

我国于1986年建立了以医院为基础的出生缺陷检测系统，检测期为孕满28周至出生后7天，重点监测围产儿中23类常见的结构畸形、染色体异常及少部分遗传代谢性疾病。全国出生缺陷监测数据表明，我国围产儿出生缺陷发生率呈上升趋势，由2000年的109.79/万上升到2011年的153.23/万。2011年，位于前五位的出生缺陷有先天性心脏病、多指（趾）、唇裂伴或不伴腭裂、先天性脑积水和马蹄内翻。其中，先天性心脏病占所有检测发现病例的26.7%。

（二）出生缺陷成为我国重大公共卫生问题

目前，出生缺陷问题成为影响儿童健康和出生人口素质的重大公共卫生问题。主要表现在以下几个方面。

1. 出生缺陷逐渐成为婴儿死亡的主要原因　出生缺陷在发达国家已成为婴儿死亡的第一位原因。这一趋势在我国也逐渐显现，出生缺陷在全国婴儿死因中的构成比顺位由2000年的第4位上升至2011年的第2位，达到19.1%。

2. 出生缺陷是儿童残疾的重要原因　随着医疗技术的发展和卫生保健水平的提高，

出生缺陷患儿的生存率不断提高。国际研究显示，出生缺陷儿中约30%在5岁前死亡，40%为终身残疾。据调查，我国残疾人口中，先天性致残者约814万，约占残疾人总数的9.6%，在998万智力残疾人口中，先天性残疾占21.36%。

3. 出生缺陷的疾病负担巨大　出生缺陷降低了人群健康水平和人口素质，因治疗、残疾或死亡导致的疾病负担巨大。根据2003年的资料测算，我国每年因神经管缺陷造成的直接经济损失超过2亿元，每年新出生的唐氏综合征生命周期的总经济负担超过100亿元，新发先天性心脏病生命周期的总经济负担超过126亿元。在社会保障水平总体偏低的情况下，出生缺陷导致的因病返贫、因病致贫现象在中西部贫困地区尤为突出。出生缺陷不但严重影响儿童的生命和生活质量，给家庭带来沉重的精神和经济负担，而且也是导致我国人口潜在寿命损失的重要原因。

知识链接

不该出生的地中海贫血儿

家中一旦生下地中海贫血儿，父母揪心，孩子痛苦。小璐（化名）2006年出生于梅州市平远县，4个月大时发烧不止、面色发黄，母亲李燕（化名）带她去医院检查，才知女儿患的是重型地中海贫血。经医学检查得知李燕夫妇都是地中海贫血基因携带者，可惜他们在这之前对此一无所知。

治疗重型地中海贫血无非两条出路：一是配对移植骨髓，二是终生维持高密度的输血和去铁。无论用哪一种方法，代价都是高昂的。久候相配骨髓未果后，李燕经产前诊断怀上了健康的小儿子，以取得给小璐配对的脐带血。全家亲友左筹右借，2009年终于完成了手术。然而，手术失败了。住院两年的花费至今尚有30多万元无力偿还。

6年多的时间里，李燕每月按时给女儿输血，年岁渐长，输血量愈增，"就是一个填不完的无底洞"。每月三到四千元的治疗费用，把一个原本尚属小康的家庭迅速拉到负债累累的境地。

现在她每碰见结了婚的夫妻，都会劝他们一定要去医院检查，她真心希望不要再有人走她的老路了，"真是太苦了"。

四、出生缺陷干预

预防出生缺陷，大力提高人口素质已成为我国21世纪经济和社会发展的重大需求。1999年，原国家人口和计生委开始启动出生缺陷干预工程；2000年，正式向中国各个部委宣布协同各个部门、各个科研机构，共同来进行出生缺陷干预工程。原卫生部先后印发了一系列出生缺陷防治法规和技术规范，完善了出生缺陷综合防治体系，全面推行出生缺陷三级预防综合防治措施，减少和避免了大量出生缺陷导致的不良后果，提高了出生人口素质。

出生缺陷干预就是通过宣传教育、咨询指导、政策支持、技术手段等多种方式，防止和减少出生缺陷的发生或减轻出生缺陷的危害。

预防出生缺陷、提高出生人口素质的关键是以预防为主，因此，世界卫生组织提出了"出生缺陷三级预防"策略。出生缺陷干预工程的总体思路就是做好出生缺陷三级预防工作。

（一）一级预防——防止出生缺陷发生

孕前、孕早期干预，去除病因。一级预防又称病因预防，主要针对可能导致出生缺陷的各种病因，在孕前、孕早期采取有效措施，是预防出生缺陷的关键环节，也是最有效的手段。具体措施包括健康教育、婚前医学检查、孕前保健、遗传咨询、最佳生育年龄的选择、增补叶酸、孕早期保健（包括合理营养、预防感染、谨慎用药、戒烟戒酒、避免接触放射线和有毒有害物质、避免接触高温环境）等。

（二）二级预防——减少出生缺陷儿出生

产前干预，早发现、早诊断、早治疗。二级预防是指减少出生缺陷儿的发生。主要是通过早发现、早诊断和早处理，以及通过遗传咨询、产前筛查、产前诊断和选择性流产等方法，减少出生缺陷儿的出生。二级预防是对一级预防的补充，一般是对已经怀孕的孕妇进行干预，通过孕期检查、产前筛查和产前诊断，如果发现异常情况，提出一个合理化的医学建议，让孕妇和家庭做出比较合理的抉择。

（三）三级预防——出生缺陷儿的治疗

出生后干预，减少出生缺陷儿的痛苦，提高生命质量。三级预防是指出生缺陷儿出生后采取及时、有效地诊断、治疗和康复，以提高患儿的生活质量，防止伤残，促进健康。出生缺陷儿的治疗包括疾病筛查、早期诊断和及时的内外科治疗等。有条件的医疗单位，产前检查诊断出畸形，也可进行宫内治疗。

医学科学技术的发展对降低出生缺陷水平、提高出生人口素质将起到重要作用，但并非唯一的途径，要重视社会和行为因素在预防出生缺陷中的重要性。北京大学人口研究所郑晓瑛教授提出的"健康饮食，健康行为，健康环境，健康父母，健康婴儿"的预防出生缺陷理念，其主要目标是使育龄妇女在孕前、孕期主动避免接触各种危险因素，为新生命的生长发育提供良好的内外部环境。因此，出生缺陷的预防除在技术方面引入、推广和开发一批适宜的干预技术之外，还要通过贯彻优生法规与政策、开展出生缺陷健康教育等社会性措施，增强育龄夫妇生殖保健意识和能力，建立有利于优生的健康行为，自觉接受出生缺陷干预服务，减少出生缺陷发生，提高婴儿健康潜能。

同步训练

A 型题

1. 下列可能与出生缺陷无关的因素是
   A. 外伤   B. 遗传因素

    C. 环境因素   D. 遗传与环境因素相互作用

    E. 营养因素

2. 2011 年，全国出生缺陷检测结果显示，出生缺陷发生率最高的是

    A. 神经管畸形   B. 先天性心脏病   C. 脑积水

    D. 总唇裂   E. 多指（趾）

3. 下列不属于出生缺陷的是

    A. 新生儿黄疸   B. 先天性畸形   C. 先天性聋哑

    D. 唐氏综合征   E. 神经管缺陷

4. 关于出生缺陷的描述，不正确的是

    A. 妊娠期间感染风疹病毒可诱发胎儿先天畸形

    B. 先天性畸形是出生缺陷的一部分

    C. 出生时即存在的由非分娩损伤所引起的身体结构、功能或代谢异常

    D. 出生时即存在的身体结构、功能或代谢异常

    E. 出生缺陷的病因复杂，与遗传因素、环境因素都有关系

5. 下列属于出生缺陷一级预防的是

    A. 产前诊断   B. 婚前健康检查

    C. 新生儿疾病筛查   D. 苯丙酮尿症的膳食治疗

    E. 选择性流产

6. 下列属于出生缺陷二级预防的是

    A. 提倡适龄生育   B. 开展婚前保健和咨询指导

    C. 产前筛查   D. 先天性听力异常的听力矫正

    E. 禁止近亲婚配

7. 下列属于出生缺陷三级预防的是

    A. 加强女职工孕期劳动保护   B. 怀孕前后戒烟戒酒

    C. 甲状腺功能减低症的激素补充   D. 孕早期口服叶酸类药物

    E. 新生儿代谢缺陷筛查

第二节　出生缺陷干预的医学措施

▊ 知识要点

    婚前、孕前、孕产期、新生儿保健中每个阶段医学检查的内容及注意事项；产前筛查的概念、方法和标志物；产前诊断的对象、标本采集技术和检查方法；新生儿疾病筛查方法，新生儿代谢性疾病和听力障碍筛查流程及筛查项目。

    优生的原则是"以预防为主"，通过对育龄夫妇的婚前、孕前、孕产期及新生儿期等各阶段开展医学检查和优生咨询指导，降低缺陷儿的出生；通过产前筛查、产前诊断

和新生儿筛查等环节，及早发现高危孕妇、缺陷胎儿和缺陷新生儿，及早采取措施避免先天性缺陷儿的出生，并对已出生的缺陷儿做到早诊断和早干预，减轻症状，从而达到优生的目的，实现人口素质的提高。

一、婚前保健

婚前保健是男女双方在结婚登记前对他们进行婚前医学检查，确定双方是否适合结婚，这是保障家庭幸福、优生优育的第一步。

1. 婚前医学检查　也称婚前体检，通过询问病史（如既往健康史、家庭史、家族史，有无遗传病、精神病、传染病史等）、体格检查（对身体进行全面的健康检查）、常规辅助检查（进行血、尿的化验检查等）和其他特殊检查（如染色体检查、基因检查等），诊断出是否患有严重遗传性疾病（后代再发风险高的）、指定传染病（艾滋病、淋病、梅毒、麻风病等）和有关精神病（精神分裂症、躁狂抑郁型精神病等），这样婚前可及时发现问题以便得到及时的矫正、治疗；对有遗传性疾病、性连锁遗传或缺陷的男女进行遗传病咨询与干预，以阻断遗传性疾病、性连锁遗传的延续。

2. 婚前优生咨询　可通过分析男女双方的医学检查结果，为他们提供相关信息，并讲明科学道理，帮助他们适宜地作出能否结婚的决定。

咨询时应注意把握如下原则：①双方为直系血亲、三代以内旁系血亲关系；发现一方或双方患有重度、极重度智力低下，不具有婚姻意识能力；重型精神病，在病情发作期有攻击性危害行为；患有无法矫正的生殖器官畸形者，建议"不宜结婚"。②患有后代再现风险高的严重遗传性疾病者，经男女双方同意可以结婚，建议"不宜生育"，应该采取长效避孕措施或者施行结扎手术。③患有艾滋病、淋病、梅毒、麻风病等传染病正处于传染期者，患有精神分裂症正在发病期内者，患有生殖器官畸形但经手术矫正恢复功能者，建议"暂缓结婚"，等治愈后再结婚。④对于婚检发现的可能会终生传染的不在发病期的传染病患者或病原体携带者，在出具婚前检查医学意见时，应向受检者说明情况，提出预防、治疗及采取其他医学措施的意见，若受检者坚持结婚，应充分尊重受检双方的意愿，提出"采取医学措施，尊重受检者意愿"的建议。

婚前优生咨询不仅有益于个人的健康，而且为新家庭的幸福奠定了基础，更为未来小宝宝的健康提供了一定的保障，因此说它是优生优育的第一步。

课堂互动

从优生学角度来说，《红楼梦》中贾宝玉与林黛玉、薛宝钗两人中的哪位"宜结婚"呢？

二、孕前保健

家住农村的小李夫妇看着刚满半岁、健康活泼的儿子，笑得合不拢嘴，他们为之前进行了孕前优生健康检查而感到庆幸。早在两年前，计划要孩子的小夫妻俩参加了免费孕前优生健康检查，经检查得知女方属中度贫血，评估为高危人群，生出缺陷儿的可能性较大。之后，医生对小两口给予了药物治疗，定期复查血常规，还提出优生建议。经过近半年的"调养"，女方的血红蛋白恢复正常后，怀孕并顺产这个健康男婴。因此，为准备怀孕的夫妻提供健康教育、医学检查、生育指导等系统的措施，可减轻或消除不良因素，引导夫妻共同做好妊娠准备。孕前保健一般在计划受孕前6个月进行，包括健康教育与咨询、孕前医学检查、健康状况评估和健康指导等。

（一）健康教育和咨询

主要内容包括有关生育的生理和心理保健知识；孕前及孕期生活方式、运动方式、饮食营养和环境因素等对生育的影响；出生缺陷及遗传性疾病的防治等。

1. 制定妊娠计划 一般认为，女性最佳生育年龄为24~29岁，男性为25~30岁。若女性20岁以前生育，其生殖器官和骨盆尚未完全发育成熟，流产、早产、胎儿畸形的发生率较高；若女性35岁以后生育，其卵子的形成过程受到各种不良环境因素的影响较大，形成染色体病的几率大大增加。同时，妊娠次数过多、时间间隔太短也是致残、致畸、致愚，甚至胎儿死亡的主要危险因素。

2. 最佳孕前准备 育龄女性的身心健康是保证胎儿健康发育的重要条件。积极引导夫妇树立"健康饮食，健康行为，健康环境，健康父母，健康婴儿"的观念，从做好心理准备、建立良好的饮食起居习惯、安排好最佳的受孕日等几个环节做好准备。

（1）最佳的身体和心理准备 夫妻双方身体健康，都有强烈的愿望接纳孩子，心情保持轻松愉快，为精子和卵子的发育提供良好的体内环境，对孕育健康宝宝提供前提条件。

（2）良好的生活习惯 受孕前6个月，调整生活方式，保持愉快的家庭氛围；养成合理膳食习惯，适当增加肉、蛋、奶、蔬菜、水果摄入，保证营养均衡，根据情况科学地补充营养素及微量元素，孕前3个月开始补充叶酸；进行有规律的运动，

（3）避开不良因素 男女双方禁烟酒3个月以上；避免接触生活及职业环境中的有毒有害物质（如放射线、高温、铅、汞、苯、甲醛、农药等）；避免密切接触家畜，不养宠物；谨慎用药，计划受孕期间尽量避免使用药物，若必须用药时，一般情况下女性在停服药物至少20天后再怀孕。服用长效口服避孕药者，6个月后再怀孕，短效口服药停药3个月后再怀孕；宫内节育器取出后3个月以上再怀孕；积极预防慢性疾病和感染性疾病等。

（4）安排好受孕日 计算排卵日期，一般在月经周期的第14天，或通过测体温确定排卵日；夫妻双方的身体健康，选择最理想的受孕时期。

（二）孕前医学检查

通过咨询和孕前医学检查，对准备怀孕夫妇的健康状况做出初步评估，针对存在的可能影响生育的健康问题提出建议。孕前医学检查项目包括体格检查、实验室和影像学等辅助检查共19个项目。

免费孕前优生健康检查

为降低出生缺陷发生风险，从 2010 年开始，国家免费孕前优生健康检查项目试点工作正式启动，为符合生育政策、计划怀孕的农村夫妇（包括流动人口）免费提供 19 项孕前优生健康检查服务。截至 2012 年 8 月底，覆盖率平均为 86% 以上，共筛查出风险人群约 93 万人，全部给予了咨询指导、治疗和转诊等服务。

1. 了解一般情况 了解准备怀孕夫妇和双方家庭成员的健康状况，重点询问与生育有关的孕育史、疾病史、家族史、生活方式、饮食营养、职业状况及工作环境、运动（劳动）情况、社会心理、人际关系等。

2. 孕前医学检查 在健康教育、咨询及了解一般情况的基础上，征得夫妻双方同意，通过医学检查，掌握准备怀孕夫妇的基本健康状况，也对可能影响生育的疾病进行专项检查。

体格检查：按常规操作进行，包括对男女双方生殖系统的专业妇科及男科检查。

辅助检查：包括血常规、血型、尿常规、血糖或尿糖、肝功能、生殖道分泌物、心电图、胸部 X 线及妇科 B 超等。必要时进行激素检查和精液检查。

专项检查：包括严重遗传性疾病，如广东、广西、海南等地的地中海贫血；可能引起胎儿感染的传染病及性传播疾病，如乙型肝炎、结核病；弓形体、风疹病毒、巨细胞病毒、单纯疱疹病毒、梅毒螺旋体、艾滋病病毒等感染；精神疾病；其他影响妊娠的疾病，如高血压病和心脏病、糖尿病、甲状腺疾病等。

（三）孕前健康状况评估和健康指导

将医学检查结果及评估建议告知受检夫妇，遵循普遍性指导和个性化指导相结合的原则，为夫妇提供针对性的孕前优生咨询。

1. 普遍性指导 是对医学检查结果未发现异常的计划怀孕夫妇，即一般人群，可以准备怀孕，应给予普遍性健康指导，并要求在妊娠 12 周和分娩后 6 周内，主动与计划生育技术服务机构联系，并接受随访和指导；若接受孕前优生健康检查 6 个月后仍未怀孕，夫妻双方应共同接受进一步咨询、检查和治疗。

帮你优生的"神奇生物钟"

人体都有"生物三节律"，即智力、情绪、体力，其周期分别是 33 天、28 天、23 天，呈正弦曲线分布。每人每月生物钟的运行有低潮期、高潮期和临界期。如果夫妻双方生物钟节律基本同步，且同处于高潮期时孕育宝宝，就能大大增加优生的几率。

2. 个性化指导　是对医学检查结果评估为高风险的计划怀孕夫妇，进行面对面咨询，给予个性化指导。在普遍性指导的基础上，告知存在的风险因素及可能给后代带来的危害，提出进一步诊断、治疗或转诊的建议和干预措施，必要时建议暂缓怀孕。

三、孕产期保健

孕产期保健包括孕期、分娩期及产褥期各阶段的系统保健。

（一）孕期保健

孕期保健是指从确定妊娠之日开始至临产前，为孕妇及胎儿提供的系列保健服务，包括为孕妇建立孕产期保健册（卡）、提供产前检查、筛查危险因素、诊治妊娠合并症和并发症以及提供心理、营养和卫生指导等。一方面尽早发现孕妇妊娠合并症及并发症，及早干预，同时通过开展出生缺陷产前筛查和产前诊断，做到早发现、早干预。

1. 孕期检查次数　孕期应当至少检查 5 次。其中，孕早期至少进行 1 次，孕中期至少 2 次（分别在孕 16～20 周、孕 21～24 周各进行 1 次），孕晚期至少 2 次（其中至少在孕 36 周后进行 1 次），发现异常者应当酌情增加检查次数。

2. 孕期检查内容　包括全身体格检查、产科检查及辅助检查。根据妊娠不同时期可能发生的危险因素、合并症、并发症及胎儿发育等情况，确定孕期各阶段保健重点。

（1）孕早期（妊娠 13^{+6} 周前）　①确定妊娠和孕周，详细询问孕妇基本情况、现病史、既往史、月经史、生育史、避孕史、夫妻双方家族史和遗传病史等，为每位孕妇建立孕产期保健卡（册）；②全身体格检查，测量身高、体重及血压；③盆腔检查；④辅助检查：血常规、血型、尿常规、阴道分泌物、肝功能、肾功能、乙肝表面抗原、梅毒血清学检测、艾滋病病毒抗体检测，根据病情需要适当增加辅助检查项目，如血糖测定、宫颈脱落细胞学检查、沙眼衣原体及淋球菌检测、心电图等。

（2）孕中期（妊娠 14～27^{+6} 周）　①询问孕期健康状况，查阅孕期检查记录及辅助检查结果；②体格检查、产科检查（体重、血压、宫高、胎心、胎位等），了解胎动出现时间，绘制妊娠图；③每次要进行血常规、尿常规检查，根据病情需要适当增加辅助检查项目；④筛查胎儿畸形：妊娠 16～24 周超声筛查胎儿畸形，建议妊娠 16～20 周进行唐氏综合征筛查，妊娠 24～28 周进行妊娠期糖尿病筛查；⑤对发现的高危孕妇及高危胎儿应进行监测，进一步做产前诊断确诊，并治疗妊娠合并症及并发症，必要时请专科医生会诊，评估是否适于继续妊娠。

（3）孕晚期（妊娠 28 周及以后）　①询问孕期健康状况，进行体格检查、产科检查，测量骨盆，继续绘制妊娠图；②进行一次肝功能、肾功能检查，建议妊娠 36 周后进行胎心电子监护及超声检查等，注意检查胎儿生长发育情况、胎位情况、脐带情况、胎盘位置及成熟度、羊水情况等，预测分娩方式。

3. 孕期优生咨询

（1）对妊娠应当做到早诊断、早检查、早保健　要有意识地避免在致畸敏感期接触到致畸因素或患病，保持心情舒畅，建立良好的生活习惯，保证充足的睡眠和丰富的营养，为生出健康宝宝奠定基础。

（2）进行相应时期的孕期保健 建议定期进行孕期检查，根据不同孕期的检查结果，针对性地给予指导。保证营养充足，及时纠正贫血。若发现胎儿有异常，建议进一步进行出生缺陷产前筛查及产前诊断予以确诊，便于早发现、早处理；若发现孕妇体征有异常，尽早诊断是否有妊娠合并症及并发症，及早干预，实在不行，建议终止妊娠。

（3）孕晚期为分娩期做好精神和物质上的准备 孕妇可自我监测胎动，了解胎儿情况的同时，也与胎儿建立起深厚的感情，为分娩做好心理准备；当出现临产先兆症状时，不要紧张，及时住院分娩。为了孩子的健康，建议自然分娩和母乳喂养，还要学习有关新生儿护理方面的技能，为新生命的到来做好充分的准备。

 课堂互动

一位24岁的妇女已妊娠7周，因有一个患先天愚型的弟弟，担心自己的孩子也患病，请给他提出优生建议。

（二）分娩期保健

分娩期保健包括对产妇和胎儿进行全产程监护、安全助产及对新生儿进行评估和处理。

1. 全面了解孕产妇情况 进行全面体格检查；进行胎位、胎先露、胎心率、骨盆检查等妇科检查；全面了解孕期各项辅助检查结果，并根据病情需要适当增加其他检查项目；快速评估孕妇健康、胎儿生长发育及宫内安危情况；及早识别和诊治妊娠合并症及并发症，以及胎儿有无宫内窘迫；综合判断是否存在影响阴道分娩的因素。

2. 进行保健指导 产程中应当以产妇及胎儿为中心，提供全程生理及心理支持、陪伴分娩等人性化服务；鼓励阴道分娩。

3. 对孕产妇和胎婴儿进行全产程监护 及时识别和处理难产；积极预防产后出血，胎儿娩出后应当立即使用缩宫素，正确、积极处理胎盘娩出，产妇需在分娩室内观察2小时，由专人监测生命体征、宫缩及阴道出血情况；积极预防产褥感染，助产过程中须严格无菌操作；积极预防新生儿窒息，产程中密切监护胎儿，胎头娩出后及时清理呼吸道，及早发现新生儿窒息，并及时复苏；积极预防产道裂伤和新生儿产伤，规范实施助产技术，认真检查软产道，对新生儿认真查体，及早发现产伤，及时处理。

（三）产褥期保健

产褥期是指产妇从娩出胎儿到全身器官恢复至未孕状态的一段时期，一般是产后6~8周，在此期间，母体各系统的变化很大，子宫内有较大的创面，因此，产褥期是产妇恢复身体、开始承担并适应母亲角色的重要时期，要特别注意身心保健。

1. 住院期间保健 正常分娩的产妇至少住院观察24小时，及时发现产后出血；创造良好的休养环境，加强营养、心理及卫生指导，特别注意产妇心理健康；加强对孕产期合并症和并发症的产后病情监测；做好婴儿喂养及营养指导，提供母乳喂养的条件，进行母乳喂养知识和技能、产褥期保健、新生儿保健及产后避孕的教育和指导；产妇出院时，进行全面健康评估。

2. 产妇产后访视 对产妇产后 3～7 天、28 天分别进行家庭访视 1 次。访视内容包括：了解产妇分娩情况、孕产期有无异常以及诊治过程；询问一般情况，观察精神状态、面色和恶露情况；监测体温、血压、脉搏，检查子宫复旧、伤口愈合及乳房有无异常；提供喂养、营养、心理、卫生及避孕方法等指导。特别关注产后抑郁等心理问题。并督促产后 42 天进行母婴健康检查。

3. 产后 42 天健康检查 母婴一同检查。对产妇要了解产褥期基本情况，测量体重、血压，进行盆腔检查，了解子宫复旧及伤口愈合情况，提供喂养、营养、心理、卫生及避孕方法等指导。

四、新生儿保健

胎儿出生到生后 28 天，为新生儿期。此时新生儿生长发育速度快、营养要求高、防病能力弱，需要特殊的保护。

1. 住院期间的新生儿保健 新生儿出生后 1 小时内，要实行早与母亲接触、早吸吮乳头、早进行母乳喂养；对新生儿进行全面体检和胎龄、生长发育评估，及时发现异常，及时处理；做好出生缺陷的诊断与报告，并进行新生儿预防接种及疾病筛查；出院时对新生儿进行全面健康评估，还要指导母亲观察新生儿的情况，包括吃奶、大小便、皮肤黄疸、体温、囟门等，以及早发现异常，得到及早治疗。针对高危新生儿要加强监护，必要时实施高危新生儿管理。

2. 产后访视 家庭访视时，要了解新生儿出生、喂养等情况；观察精神状态、吸吮、哭声、肤色、脐部、臀部及四肢活动等；听心肺，测量体温、体重和身长；提供新生儿喂养、护理及预防接种等保健指导。

3. 新生儿预防接种 为预防结核和乙肝，对新生儿要进行卡介苗和乙肝疫苗的预防接种。足月健康新生儿出生后 24 小时内要接种卡介苗，如早产儿或有疾病的新生儿应暂缓接种；注射乙肝疫苗现多采用 0、1、6 方案，即新生儿出生后 24 小时内注射第 1 针，生后 1 个月、6 个月时再注射第 2、3 针。

4. 新生儿疾病筛查 新生儿疾病筛查是指在新生儿早期，针对一些危害严重的先天性、遗传性代谢病进行的普查，在表现临床症状之前通过实验室检测进行诊断，从而早诊断、早治疗，避免因脑、肝、肾等损害导致不可逆的智力、体力发育障碍甚至死亡。目前，对出生 3 天的新生儿取足跟血进行检测，主要筛查苯丙酮尿症（PKU）和先天性甲状腺功能减低症（CH）。

五、产前筛查

有一个正常孕龄的孕妇在孕期一直是按时进行围产期保健的，经十月怀胎后却生出了一个先天愚型患儿，这令她百思不得其解，为什么正常孕期检查却没有检查出孩子的问题呢？这说明一般的孕期检查并非能解决所有的问题，还需要进一步进行产前筛查和产前诊断才能更好地诊断出胎儿情况。

（一）产前筛查的概念

产前筛查是指通过经济、简便和较少创伤的检测方法，先从孕妇群体中发现怀有某些先天缺陷胎儿的高危孕妇，再进行产前诊断，以最大限度地减少异常胎儿的出生（图 7 - 1 ）。

（二）产前筛查的标志物和方法

妊娠期，胎儿的发育情况与孕妇的代谢产物密切相关，产前筛查通常通过抽取孕妇血并对其血清中的特异性标志物进行筛查。目前，作为血清中特异性标志物的主要有妊娠相关血浆蛋白 A（PAPP - A）、游离 - β 亚基 - 促绒毛膜性腺激素（free -

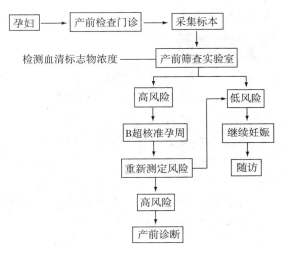

图 7 - 1　产前筛查流程示意图

β - hCG）、甲胎蛋白（AFP）和雌三醇（uE₃）等。由于这些物质在怀有某种先天性缺陷胎儿的高危孕妇血清中的变化与正常孕妇血清中的变化存在明显不同（表 7 - 2 ）。通过抽取 2ml 母血对孕妇血清进行生化检测，对照正常值，再结合孕妇年龄等可综合筛查出胎儿是否正常。目前，对开放性神经管畸形（ONTD，是无脑儿、脊柱裂的总称）、唐氏综合征（DS）和 18 - 三体综合征等有较好的筛查效果。

表 7 - 2　正常孕妇和高危孕妇血清中特异性标志物的比较

标志物	正常孕妇的血清	高危孕妇的血清
血浆蛋白 A（PAPP - A）	随着妊娠进展而逐渐升高，到妊娠足月时达高峰	呈下降趋势
游离 - β 亚基 - 促绒毛膜性腺激素（free - β - hCG）	随着妊娠进展而逐渐升高，到妊娠第 8 周时达到最高峰，然后又下降	呈上升趋势
甲胎蛋白（AFP）	随着妊娠进展而逐渐升高，到妊娠 28 ~ 32 周时达高峰，以后又下降	染色体异常时，较正常值偏低；开放性神经管畸形时，较正常值偏高
雌三醇（uE₃）	随着妊娠进展而逐渐升高	较正常值偏低

筛查方法大体上分为孕早期筛查和孕中期筛查。

1. 孕早期筛查　孕早期（妊娠 7 ~ 12 周）可以通过检测孕妇血清中的妊娠相关血浆蛋白 A 和游离 - β 亚基 - 促绒毛膜性腺激素，并结合 B 超检查和孕妇年龄风险率，来检测胎儿患 21 - 三体综合征和 18 - 三体综合征的风险。

2. 孕中期筛查 孕中期（妊娠 15~20 周）可以检测孕妇血清中的甲胎蛋白和游离 –β 亚基 –促绒毛膜性腺激素两项指标的浓度。一般认为，血清中甲胎蛋白水平偏低、游离 –β 亚基 –促绒毛膜性腺激素水平偏高，与胎儿染色体异常有关，胎儿可能是唐氏综合征（DS）和 18 –三体综合征等。但是，在开放性神经管畸形的情况下，甲胎蛋白从胎儿体内大量漏出，使羊水中的浓度增高，孕妇血清中的甲胎蛋白也显著升高。

> ### 知识链接
>
> **产前筛查中的"假阴性"和"假阳性"**
>
> 产前筛查结果存在"假阴性"和"假阳性"现象。"假阴性"是指筛查结果为阴性的孕妇仍有可能怀有21–三体综合征胎儿；"假阳性"是指筛查结果为阳性的孕妇有可能没有怀21–三体综合征胎儿。虽说产前筛查结果并非完全准确，但是如果用产前筛查配合产前诊断，可以防止大约65%的21–三体综合征患儿出生。目前，许多发达国家如美国、英国、法国及荷兰等都已正式推广母血生化法来产前筛查21–三体综合征。因此，产前筛查正在作为孕期保健的常规项目开展。

六、产前诊断

产前诊断是对胚胎或胎儿在出生前是否患有某种遗传病或先天畸形做出的诊断，是出生前宫内的诊断。可在遗传咨询或产前筛查的基础上，对高风险胎儿进行产前诊断和选择性终止妊娠，是防止遗传病和先天畸形患儿出生最高效的方法。

课堂互动

产前筛查和产前诊断有什么关系？

（一）产前诊断的适应证

1. 35 岁以上的高龄孕妇。
2. 产前筛查后的高危人群。
3. 曾生育过染色体病患儿的孕妇。
4. 产前检查怀疑胎儿患染色体病的孕妇。
5. 夫妇一方为染色体异常携带者。
6. 孕妇可能为某种 X 连锁遗传病基因携带者。
7. 其他，如曾有不良孕产史者或特殊致畸因子接触史者。

（二）产前诊断采集标本的时间和方法

一般情况下，产前诊断需要取胎儿的细胞和分泌物，临床上采集标本的方法有绒毛膜穿刺、羊膜穿刺、脐静脉穿刺、孕妇外周血采集和分离胎儿细胞等。

1. 绒毛膜穿刺术　宜在孕 8~11 周进行。是在 B 超监视下，用一特制的塑料或金属导管从阴道经子宫口进入子宫，再沿子宫壁到达预定的取样位置吸取胎儿绒毛组织（图 7-2）。绒毛组织中含有大量的处于分裂期的细胞，可以用来直接制备染色体标本，或经短期培养后进行染色体诊断，也可以直接用于生化分析和分子生物学诊断。该方法的优点是可以在妊娠早期确定胎儿健康状况和核性别，如果确诊为染色体病可选择性流产，给孕妇带来的损伤和

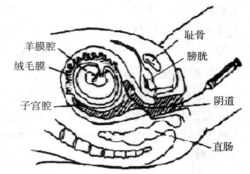

图 7-2　绒毛膜穿刺术示意图

痛苦较小；如确诊是正常胎儿则可较早地解除孕妇的不安情绪。缺点是引起流产的风险比较高，且标本容易被细菌、真菌等污染，不宜进行长时间培养。

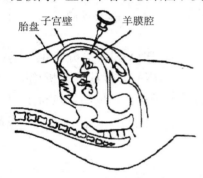

图 7-3　羊膜穿刺术示意图

2. 羊膜穿刺术　宜在孕 16~21 周进行。是在 B 超监视下，用消毒穿刺注射器经孕妇腹壁进入到羊膜腔抽取羊水的方法（图 7-3）。羊水中含有胎儿的细胞、分泌物和代谢产物，可对羊水中的细胞培养后进行染色体诊断，也可以对胎儿的分泌物和代谢产物进行生化检查和免疫学检查，用于诊断胎儿是否患有染色体病、遗传性代谢病、神经管缺陷等。该方法的优点是成功率较高，危险性相对较小，引起流产的风险约为 0.5%。缺点是如果确诊胎儿患病，只能进行选择性引产，对孕妇的伤害较大。

3. 脐静脉穿刺术　宜在孕 18~24 周进行。是在 B 超监视下，用细针经孕妇腹壁、子宫进入胎儿脐静脉，抽取一定数量的胎儿血液的方法。可对胎儿血液进行细胞培养检查染色体，也可做生化免疫诊断和分子诊断。脐静脉穿刺术可作为错过绒毛取样或羊水取样最佳时机的补救措施。该方法的优点是诊断准确，缺点是取样要求的技术较高，且有约 2% 的可能造成胎儿流产。

值得注意的是，以上各种穿刺，若穿刺后未成功采集到标本，则孕妇需要休息两周后才能再次穿刺。

4. 孕妇外周血采集和分离胎儿细胞　孕妇外周血中尚有少量的胎儿细胞，在孕 10~18 周时采集母血后，经过胎儿细胞的识别、富集和纯化技术，进行染色体分析和基因诊断，用于诊断唐氏综合征、18-三体综合征等染色体病。该方法是非创伤性的，易被孕妇接受，随着技术进步，它将成为产前诊断采集标本的主流方法。

（三）产前诊断方法

产前诊断方法有超声诊断、生化免疫诊断、细胞遗传诊断、分子遗传诊断等。

1. 超声诊断 孕妇妊娠 16~24 周时进行常规超声检查，主要利用 B 超诊断仪对胎儿形态进行直接观察，评估胎儿生长状况，检查胎儿体表及内脏结构发育情况。通过 B 超检查可诊断包括无脑儿、脑膨出、开放性脊柱裂、胸腹壁缺损内脏外翻、单腔心、致命性软骨发育不全等先天畸形。该方法为无创伤性检查，故应用最广，也可辅助进行产前诊断取样技术。

2. 细胞遗传诊断 对采集的绒毛细胞或羊水中的胎儿细胞进行性染色质检查和染色体核型分析。性染色质检查可不经细胞培养直接进行，对预防性染色体数目异常或某些性连锁遗传病患儿的出生具有一定的价值。染色体核型分析需要经过体外培养后收获、制片、显带后进行染色体核型分析，可对染色体病及某些恶性肿瘤进行产前诊断。若绒毛细胞染色体核型分析异常，必要时可再做羊水细胞或脐静脉血细胞染色体核型分析以进一步确诊。

3. 生化免疫诊断 对采集的羊水、绒毛、孕妇的血清及尿液等样本进行生化分析，来检测其中某些代谢产物水平和酶活性水平，诊断胎儿是否患有先天性代谢缺陷和分子病。如检测出羊水中的甲胎蛋白（AFP）和乙酰胆碱酯酶（AchE）含量较高，胎儿则可能患有开放性神经管畸形，包括脊柱裂和无脑儿等。

4. 分子遗传诊断 利用限制性内切酶、分子杂交、PCR、DNA 测序等分子生物学技术对采集的绒毛细胞、羊水中的胎儿细胞或胎儿组织中的 DNA 进行基因分析诊断。目前，已用此方法对地中海贫血、血友病、苯丙酮尿症等几十种遗传病成功地进行了产前基因诊断。

七、新生儿疾病筛查

2010 年，原卫生部修订下发了《新生儿疾病筛查技术规范（2010 版）》，重点对新生儿苯丙酮尿症（PKU）和先天性甲状腺功能减低症（CH）等新生儿遗传代谢病筛查、新生儿听力障碍筛查中的相关技术进行规范。

（一）新生儿筛查的方法

新生儿遗传代谢病筛查一般采取足跟血或脐血的纸片进行检测。新生儿出生 72 小时后、7 天之内，在充分哺乳（吃足 6 次奶）之后，选择足底近足跟 1/3 处内外侧穿刺采血，使血滴渗入滤纸，干燥后，在 3 天内递送至筛查中心检测。凡筛查中心检测异常或可疑病例，要及时复测，复测仍阳性的，则召回婴儿进行确诊检查（图 7 - 4）。

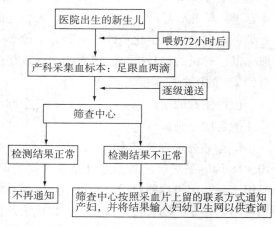

图 7 - 4 新生儿筛查程序示意图

（二）常见新生儿筛查项目

1. 苯丙酮尿症（PKU）　发病率约为 0.01%，其发病原因是先天缺乏苯丙氨酸羟化酶导致血液中的苯丙氨酸升高，故以新生儿血液中的苯丙氨酸（Phe）浓度作为筛查指标，一般大于 $120\mu mol/L$（2mg/dl）为筛查阳性，再经四氢生物蝶呤（BH_4）负荷试验排除 BH_4 缺乏症后，且 Phe 浓度 $>360\mu mol/L$ 可确诊为 PKU。采血必须在新生儿哺乳 3~5 天后进行。

该病在新生儿期无特殊临床症状，如果没有及早诊断和及时治疗，3~4 个月后将损伤到脑，出现智力发育落后、头发变黄、皮肤变白、全身和尿液有特殊鼠臭味等症状。若筛查血 Phe 为阳性，采用低苯丙氨酸的饮食治疗，定期检测血 Phe 浓度，监测生长发育、智力发育情况，至少持续到青春后期或终生治疗。开始治疗的年龄越小，预后就越好。

■ 课堂互动

　　现有 A、B、C 三个家庭，A 家庭的夫妇生出一 8 斤重的"健康"男婴，可半岁后孩子的智力发育和身体发育与同龄人差异越来越大，身上还散发出鼠臭味，到 3 岁时才被确诊为苯丙酮尿症。B 家庭的夫妇生出一个"健康"男婴，1 岁时被确诊为苯丙酮尿症，之后家长采取低苯丙氨酸饮食治疗，现孩子 6 岁，生长发育较同龄孩子迟缓，但在逐步恢复。C 家庭的孩子一出生就进行了筛查，确诊为苯丙酮尿症，立即采用低苯丙氨酸饮食治疗，现在孩子 6 岁，与正常孩子一样活泼可爱。请问你有什么体会？

2. 先天性甲状腺功能减低症（CH，又称呆小病或"克汀病"）　我国的发病率约为 0.05%，是由于先天性甲状腺功能障碍引起的生长发育迟缓和智力落后的疾病。以新生儿血液中的促甲状腺素（TSH）作为筛查指标，一般大于 20mU/L 时为筛查阳性，再通过检测血清中甲状腺激素（T_4）和促甲状腺素（TSH）的浓度来确诊，一般 TSH 较高、T_4 较低、甲状腺发育障碍时，可确诊为先天性甲状腺功能减低症。

大多数此病患者在新生儿期无明显表现，仅有黄疸延迟、便秘、脐疝等非特异性的症状，不易引起家长和医生的注意，随着年龄的增长，逐渐出现眼距增宽及舌外伸等表现，智能和体格发育均落后于同龄正常儿童，最终成为矮小畸形的痴呆儿。如果没有及早诊断和及时治疗，将导致智力落后和生长障碍。早期确诊后，可用左甲状腺素钠（$L-T_4$）替代治疗，用药剂量依临床症状的反应及血清 T_4 水平来调节，且不能中断。越早诊断和治疗，预后越好，如能在出生 3 个月内得到确诊和治疗，80% 以上的患儿智力发育正常或接近正常。

3. 新生儿听力障碍　常见的出生缺陷之一，发病率约为 0.3%，每年约有 6 万名严重听力障碍患儿出生，故对新生儿进行听力筛查是发现新生儿听力障碍的有效措施。

新生儿听力障碍筛查采用耳声发射方法（OAE）或快速脑干诱发电位法（AABR）

相结合进行检测，其中 OAE 可检查耳蜗的功能状态，AABR 可检测耳蜗、听神经、脑干听觉传导通路等功能状态。新生儿听力障碍筛查实行两阶段筛查（图 7-5）：出生后 48 小时至出院前完成初筛，未通过者及漏筛者于 42 天内再进行双耳复筛。复筛仍未通过者须在出生后 3 个月内进一步诊断。该方法操作简单、便捷，且无创伤，易于普及。

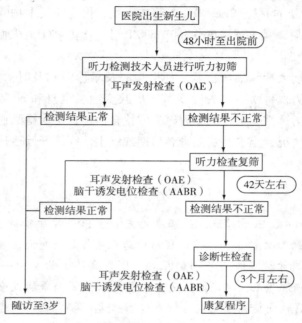

图 7-5 新生儿听力筛查流程示意图

通过早期诊断和早期干预，如果在出生 6 个月内被及时发现患有听力障碍，可以使用助听器等人工方式帮助孩子建立必要的语言刺激环境，降低语言发育障碍的发生。

同步训练

A 型题

1. 婚前医学检查不包括
　　A. 询问病史　　　　　　B. 体格检查　　　　　　C. 常规辅助检查
　　D. 特殊检查　　　　　　E. 心理咨询

2. 对一些危害严重、致残的遗传病，目前尚无有效疗法，也不能进行产前诊断，再次生育时的再发风险很高，宜采取的对策是
　　A. 产前诊断　　　　　　B. 不再生育　　　　　　C. 冒险再次生育
　　D. 人工授精　　　　　　E. 借卵怀胎

3. 下列哪项是常规辅助检查内容
　　A. 苯丙酮尿症　　　　　B. 地中海贫血症　　　　C. 弓形虫感染
　　D. 血型　　　　　　　　E. 精神疾病

4. 下列哪项不是选择性流产的指征

    A. 出生后出现严重智力低下的胎儿

    B. 出生后存活年龄不长的胎儿

    C. 孕妇患有严重疾病，继续妊娠会危及孕妇生命

    D. 携带有致病基因的胎儿

    E. 严重畸形的胎儿

5. 下列哪个不是产前筛查标志物

    A. AFP   B. free $- \beta -$ hCG   C. PAPP $-$ A   D. uE_3 E. Phe

6. 目前不能用产前筛查检测出的疾病

    A. 无脑儿   B. 脊柱裂   C. 先天性甲状腺功能减低症

    D. 先天愚型儿   E. 18 – 三体综合征

7. 关于产前诊断的说法正确的是

    A. 针对所有孕妇开展   B. 只针对高危孕妇开展

    C. 能查出所有先天性畸形   D. 能查出所有遗传病

    E. 所有医院都能开展

8. 下列哪种情况不需做产前诊断

    A. 35 岁以上的高龄孕妇   B. 曾生育过染色体病患儿的孕妇

    C. 产前检查怀疑胎儿患染色体病的孕妇   D. 曾有流产史的孕妇

    E. 曾有特殊致畸因子接触史的孕妇

9. 产前诊断需要取胎儿的细胞和分泌物，临床上采集标本的方法不包括

    A. 绒毛膜穿刺   B. 羊膜穿刺   C. 染色体核型分析

    D. 脐静脉穿刺   E. 孕妇外周血采集和分离胎儿细胞

10. 对羊膜穿刺术抽取的羊水进行产前诊断的方法不包括

    A. 超声诊断   B. 生化诊断   C. 细胞遗传诊断

    D. 分子遗传诊断   E. 免疫诊断

11. 不会直接造成孕妇流产的产前诊断方法是

    A. 绒毛膜穿刺   B. 羊膜穿刺

    C. 脐静脉穿刺   D. 孕妇外周血采集和分离胎儿细胞

    E. 胎儿镜

12. 需进行新生儿筛查的疾病特点是

    A. 发病率高   B. 危害大   C. 早期治疗可取得较好的疗效

    D. 多为遗传病   E. 以上都是

13. 新生儿遗传代谢病筛查采用血片法，采血时间是

    A. 新生儿一出生立即采血

    B. 新生儿出生 24 小时

    C. 新生儿充分哺乳

    D. 新生儿出生 72 小时

E. 新生儿出生 72 小时之后，且充分哺乳

14. 关于新生儿疾病筛查的描述错误的是

    A. 早发现、早干预、早治疗

    B. 避免给家庭、社会带来负担

    C. 筛查的疾病发病率不高、种类少，花费太大，不经济

    D. 即使父母双方都健康也要筛查   E. 即使新生儿各项指标都正常也要筛查

15. 新生儿听力障碍筛查

    A. 新生儿出生即可立即进行

    B. 新生儿出院前确定结果

    C. 实行两阶段筛查确定结果

    D. 实行两阶段筛查后，进一步诊断方可确定结果

    E. 新生儿听力障碍可药物治疗

B 型题

16 ~ 18 题

    A. 不宜结婚   B. 不宜生育   C. 暂缓结婚   D. 暂缓生育   E. 终止妊娠

16. 重型精神病，在病情发作期有攻击性危害行为

17. 患有后代再现风险高的严重遗传性疾病者

18. 患有艾滋病、淋病、梅毒、麻风病等传染病正处于传染期者

19 ~ 22 题

    A. 孕 8 ~ 11 周   B. 孕 16 ~ 21 周   C. 孕 18 ~ 24 周

    D. 孕 16 ~ 24 周   E. 孕 8 ~ 12 周或 15 ~ 20 周

19. 绒毛膜穿刺术的最佳时机是

20. 羊膜穿刺术的最佳时机是

21. 脐静脉穿刺的最佳时机是

22. 孕妇外周血采集和分离胎儿细胞的最佳时机是

23 ~ 24 题

    A. 苯丙氨酸   B. 苯丙氨酸羟化酶   C. 苯丙酮酸

    D. 促甲状腺激素   E. 甲状腺素

23. 新生儿苯丙酮尿症筛查指标是

24. 新生儿甲状腺功能减低症筛查指标是

25 ~ 27 题

    A. 1 个月内   B. 3 个月   C. 6 个月   D. 1 岁   E. 1 岁半

25. 苯丙酮尿症的最佳治疗期不要超过

26. 先天性甲状腺功能减低症患儿的最佳治疗期不要超过

27. 先天性听力障碍患儿的最佳治疗期不要超过

第三节 出生缺陷干预的社会措施

社会因素在医学干预技术和措施的应用中具有重要作用。出生缺陷干预技术的进步和突破并不意味着一定能降低出生缺陷的发生率，仍有赖于技术的引入和社会的突破。出生缺陷干预除了加强干预技术研究、开发和推广之外，还必须通过健康教育引起整个社会的重视，使出生缺陷预防社会化、群众化，并以一系列政策法令和工作机构来加以保证。

一、出生缺陷干预的政策与法规

我国相继颁布了《人口与计划生育法》、《婚姻法》、《母婴保健法》等与出生缺陷防治相关的法律法规，原卫生部先后印发了婚前、孕前、孕产期保健管理办法以及产前诊断技术管理办法等一系列规章和技术规范，使出生缺陷干预在各个环节基本上实现了有法可依。

（一）人口与计划生育法

2001年12月29日，第九届全国人民代表大会第25次会议通过了《人口与计划生育法》。它是我国人口与计划生育工作领域的第一部基本法律。《人口与计划生育法》与优生相关的条文如下。

第十一条 人口与计划生育实施方案应当规定控制人口数量、加强母婴保健、提高人口素质的措施。

控制人口数量，提高人口素质是人口与计划生育工作的主要任务之一。母亲与婴儿的健康状况不仅反映其本身的健康问题，还反映社会人群的整体健康水平，反映整个国家的政治、经济、文化、科技等的发展水平。因此，实施方案应规定控制人口数量、加强母婴保健、提高人口素质的措施，确保核心工作的落实。

母婴保健的措施一般包括婚前保健和孕产期保健。提高出生人口素质的措施一般包括加强出生缺陷检测和母婴保健、预防和减少出生缺陷的发生。

第十八条 国家稳定现行生育政策，鼓励公民晚婚晚育，提倡一对夫妻生育一个子女。

现行的计划生育政策鼓励晚婚晚育，就是引导、号召广大青年在法定婚龄（男22周岁、女20周岁）的基础上，推迟3年以上结婚，并且适当地推迟生育年龄。过早生育不利于优生，当然，晚育也不是越晚越好，医学上认为，女性最佳生育年龄为24～29岁。

第二十六条 妇女怀孕、生育和哺乳期间，按照国家有关规定享受特殊劳动保护并可以获得帮助和补偿。

女职工在怀孕、生育和哺乳婴幼儿期间，由于生理机能的变化，往往对有毒有害因素更加敏感，不仅有害于母亲的健康，而且会直接影响胎儿或者婴儿的正常发育和健康。对女职工进行特殊劳动保护，既是保护女职工健康的需要，也是保护子孙后代健康、提高人口素质的需要。

本款中的"国家有关规定"，指的是《妇女权益保障法》、《劳动法》、《女职工劳动保护特别规定》等法律法规中有关对女性在怀孕、生育和哺乳婴幼儿期间的特殊劳动保护的规定。2012 年 4 月 18 日，国务院公布的《女职工劳动保护特别规定》第二条规定："用人单位应当遵守女职工禁忌从事的劳动范围的规定。"在附录"女职工禁忌从事的劳动范围"中，对女职工在经期、孕期、哺乳期禁忌从事的劳动范围作出了具体规定。

第三十条　国家建立婚前保健、孕产期保健制度，防止或者减少出生缺陷，提高出生婴儿健康水平。

本条是国家建立婚前保健和孕产期保健制度的规定。提高出生婴儿健康水平，即提高出生人口素质，就要建立婚前保健、孕产期保健制度，通过提供婚前保健、孕产期保健等生殖保健服务，让育龄妇女能够安全妊娠、分娩健康婴儿，减少出生缺陷的发生。为贯彻落实《母婴保健法》及实施办法，规范婚前、孕产期保健工作，原卫生部先后印发了《婚前保健工作规范》、《孕前保健工作规范》、《孕产期保健工作管理办法》、《孕产期保健工作规范》、《产前诊断技术管理办法》、《新生儿疾病筛查管理办法》等一系列规章和技术规范。

（二）婚姻法

我国现行的《婚姻法》于 1980 年 9 月 10 日由第五届全国人民代表大会第五次会议通过，1981 年 1 月 1 日起施行，并经 2001 年 4 月 28 日的第九届全国人民代表大会常务委员会第二十一次会议修正。《婚姻法》与优生相关的条文如下。

第七条　有下列情形之一的，禁止结婚：①直系血亲和三代以内的旁系血亲；②患有医学上认为不应当结婚的疾病。

■ 课堂互动

张刚和王花（均为化名）是一对亲表兄妹，从小青梅竹马，两情相悦。他们认为在他们的家系中从无遗传病患者，结婚后对后代不会有影响，决定去民政部门办理结婚登记。二人愿望能否实现，为什么？

法律规定的禁止结婚的亲属，称为"禁婚亲"，禁婚亲包括直系血亲和三代以内的旁系血亲。法律规定禁婚亲的理由：一是基于遗传学、优生学原理，血缘关系太近的人通婚，容易将一方或双方生理或精神上的疾病或缺陷遗传给下一代，这将给人口健康以及人类的发展带来危害。二是基于伦理道德上的要求，近亲结婚有悖于人类长期形成的婚姻伦理道德，容易造成亲属身份紊乱。

禁止患有特定疾病的人结婚，是出于保护当事人的利益和维护社会利益的需要。从各国有关立法来看，禁止结婚的疾病一般分两类：一类是精神方面的严重疾病，包括精神病、痴呆等，患这类疾病的人通常为无民事行为能力或限制民事行为能力，不具有承担夫妻间权利和义务的能力，并且有将疾病遗传给后代的可能；一类是身体方面的严重疾病，主要指足以危害对方或下一代健康的重大不治且带有传染性或遗传性的疾病。

第十条　有下列情形之一的，婚姻无效：①重婚的；②有禁止结婚的亲属关系的；③婚前患有医学上认为不应当结婚的疾病，婚后尚未治愈的；④未到法定婚龄的。

男女两性结合必须是非法律规定的"禁婚亲"，没有医学上认为不应当结婚的疾病，否则为无效婚姻。

（三）母婴保健法

《母婴保健法》于1994年10月27日由第八届全国人大常委会第十次会议通过，自1995年6月1日起实施。《母婴保健法》确立了一系列实用的母婴保健技术和保健措施，对于预防出生缺陷、提高人口素质、促进家庭幸福和民族兴旺，都具有十分重要的意义。2001年6月20日，《母婴保健法实施办法》以国务院令公布，对《母婴保健法》的实施办法作出了更具体的规定。《母婴保健法》与优生相关的条文如下。

第七条　医疗保健机构应当为公民提供婚前保健服务。

婚前保健服务包括下列内容：①婚前卫生指导：关于性卫生知识、生育知识和遗传病知识的教育；②婚前卫生咨询：对有关婚配、生育保健等问题提供医学意见；③婚前医学检查：对准备结婚的男女双方可能患影响结婚和生育的疾病进行医学检查。

婚前保健机构包括各级妇幼保健院或县级以上卫生行政部门批准的医疗保健单位。在妇幼保健机构中婚前保健已成为母婴保健的有机组成部分。婚前保健是保证母婴安全，减少出生缺陷、提高人口素质的首道防线。

2002年6月17日，原卫生部颁布的《婚前保健工作规范》，对婚前保健服务的内容、婚前保健机构及人员的管理和婚前保健服务工作的管理作出了具体规定。

第八条　婚前医学检查包括对下列疾病的检查：①严重遗传性疾病；②指定传染病；③有关精神病。经婚前医学检查，医疗保健机构应当出具婚前医学检查证明。

第九条　婚前医学检查，对患指定传染病在传染期内或者有关精神病在发病期间内的，医生应当提出医学意见；准备结婚的男女双方应当暂缓结婚。

第十条　经婚前医学检查，对诊断患医学上认为不宜生育的严重遗传性疾病的，医师应当向男女双方说明情况，提出医学意见；经男女双方同意采取长效避孕措施或者施行结扎手术后不生育的，可以结婚。但《婚姻法》规定禁止结婚的除外。

严重遗传性疾病，指由于遗传因素先天形成，患者全部或者部分丧失自主生活能力，而且后代再现风险高，医学上认为不宜生育的疾病。这类疾病应由经过许可机构和经过许可的医师进行诊断，并出具诊断证明。经婚前医学检查，发现准备结婚的男女患有医学上认为不宜生育的严重遗传病时，医师应向男女双方说明情况，提出不宜生育的医学指导意见；经男女双方同意，采取长效避孕措施或者施行结扎手术后可以结婚，这样可预防将严重遗传性疾病传给下一代。

指定传染病，即《传染病防治法》规定的艾滋病、淋病、梅毒以及医学上认为影响结婚和生育的其他传染病在传染期内，因易传染给对方，影响到后代，同时也不利于自己的身体康复，医师应提出暂缓结婚的指导意见。

有关精神病，即精神分裂症、狂躁抑郁型精神病以及其他重型精神病。此类病人在发病期内已失去自控能力，又大量服用镇静药，这类药物有些可能导致胎儿畸形，结婚又易加重病情，因此应暂缓结婚。

第十四条　医疗保健机构应当为育龄妇女和孕产妇提供孕产期保健服务。孕产期保健服务包括下列内容：①母婴保健指导：对孕育健康后代以及严重遗传性疾病和碘缺乏病等地方病的发病原因、治疗和预防方法提供医学意见；②孕妇、产妇保健：为孕妇、产妇提供卫生、营养、心理等方面的咨询和指导以及产前医疗检查等医疗保健服务；③胎儿保健：为胎儿生长发育进行监护，提供咨询和医学指导；④新生儿保健：为新生儿生长发育、哺乳和护理提供医疗保健服务。

孕产期保健服务是指从准备怀孕开始至产后 42 天内为孕产妇及胎婴儿提供的全程、系列的医疗保健服务，孕产期保健包括孕前、孕期、分娩期和产褥期各阶段的系统保健。

为贯彻落实《母婴保健法》及实施办法，规范孕产期保健工作，2007 年 2 月 6 日，原卫生部颁布了《孕前保健服务工作规范（试行）》，对孕前保健服务的具体内容、组织领导、工作规范、宣传教育等作出了具体规定。2011 年 6 月 23 日，原卫生部颁布了《孕产期保健管理办法》和《孕产期保健工作规范》，规定了孕产期保健服务的组织、监督管理办法，以及各级卫生行政部门、妇幼保健、医疗保健机构在孕产期保健工作中负有的职责和提供的服务，并对孕产期保健的具体内容、质量控制、信息管理等进行了规范。

第十五条　对患严重疾病或者接触致畸物质，妊娠可能危及孕妇生命安全或者可能影响孕妇健康和胎儿正常发育的，医疗保健机构应当予以医学指导。

对患严重心、肝、肾、神经等重要生命器官疾病的患者，或者接触致畸物质，如物理、化学、生物致畸物质的夫妻，孕前要进行咨询，孕时应到医疗保健机构进行医学检查，接受医学指导，如发现继续妊娠可能危及孕妇生命安全或者可能严重影响孕妇健康和胎儿正常发育的，应及时进行救治。医师可根据具体情况提出终止妊娠的医学指导意见。

第十六条　医师发现或者怀疑患严重遗传性疾病的育龄夫妻，应当提出医学意见。育龄夫妻应当根据医师的医学意见采取相应的措施。

在孕产期保健中，医师发现或怀疑育龄夫妻患有本法所指的严重遗传性疾病的，应提出医学指导意见；限于现有医疗技术难以确诊的，应当向夫妻双方说明情况。育龄夫妻可根据医师的医学意见决定是否采取相应措施，以免生出一个患有严重先天性疾病的孩子，给家庭和社会带来不幸。

第十七条　经产前检查，医师发现或者怀疑胎儿异常的，应当对孕妇进行产前诊断。

产前诊断主要对胎儿是否患有遗传病或先天性畸形作出准确诊断，为能否继续妊娠提供科学依据。产前诊断是围生医学的重要组成部分，也是实施出生缺陷干预工程的重要手段之一，对提高人口素质具有重要意义。

为规范产前诊断技术的监督管理，保证产前诊断技术的安全、有效，2002 年 12 月 13 日，原卫生部发布了《产前诊断技术管理办法》，自 2003 年 5 月 1 日起施行，并同时印发了《产前诊断技术管理办法》相关配套文件，即开展产前诊断技术医疗保健机构的设置和职责、开展产前诊断技术医疗保健机构的基本条件、从事产前诊断卫生专业技术人员的基本条件、遗传咨询技术规范、21 – 三体综合征和神经管缺陷产前筛查技术规范、超声产前诊断技术规范、胎儿染色体核型分析技术规范等 7 个文件。

第十八条　经产前诊断，有下列情形之一的，医师应当向夫妻双方说明情况，并提出终止妊娠的医学意见：①胎儿患严重遗传性疾病的；②胎儿有严重缺陷的；③因患严重疾病，继续妊娠可能危及孕妇生命安全或者严重危害孕妇健康的。

这类疾病危害严重，社会、家庭和个人疾病负担大，并缺乏有效的临床治疗方法，属于产前诊断重点疾病。严重的遗传性疾病主要指染色体病，如先天愚型、18 – 三体综合征等；单基因病，如苯丙酮尿症、强直性肌营养不良、血友病甲乙型等；多基因病中的某些先天畸形，如无脑儿、脊柱裂等。

第二十条　生育过严重缺陷患儿的夫妇再次妊娠前，夫妻双方应当到县级以上医疗保健机构接受医学检查。

已生育过严重病残儿的妇女再次妊娠前，夫妻双方应当到经过卫生行政部门许可的医疗保健机构进行咨询，接受医学检查，并对已出生的病残儿进行诊断。如果已出生的病残儿属于严重遗传疾病，再生育后代主要根据遗传病的遗传方式、再发风险的高低以及能否做产前诊断等因素来确定。然后再决定是否再次妊娠，避免再生一个严重的先天病残患儿。

第二十四条　医疗保健机构为产妇提供科学育儿、合理营养和母乳喂养的指导。医疗保健机构对婴儿进行体格检查和预防接种，逐步开展新生儿疾病筛查、婴儿多发病和常见病防治等医疗服务。

新生儿疾病筛查是防治某些先天代谢缺陷及内分泌疾病造成的儿童智力低下的有效方法。如先天性甲状腺功能减低症、苯丙酮尿症在未表现出任何症状前，及时发现、尽早治疗，就可以预防儿童智力低下的发生。2009 年 6 月 1 日，原卫生部发布了《新生儿疾病筛查管理办法》，2010 年 11 月，原卫生部出台了最新版的《新生儿疾病筛查技术规范》。目前，新生儿疾病筛查已在我国各医院新生儿科普遍开展。

二、出生缺陷预防的健康教育

出生缺陷预防健康教育就是根据出生缺陷发生的条件、特点和预防方法，对育龄群众进行有目的、有计划、有评价和有针对性的健康教育活动，是一项通过各种教育手段，使育龄妇女获得必要的正确的出生缺陷预防知识、树立健康观念、激发并养成健康的行为和良好的生活方式，促进身心健康，以预防出生缺陷的发生，提高出生人口素质，提高全人类的人口质量的社会教育活动。

（一）出生缺陷预防健康教育与传播

出生缺陷预防健康教育本质上是出生缺陷预防知识的传播。任何一项成功的出生缺陷预防健康教育活动，最重要的一个环节便是将健康的知识内容传播到教育对象中去，并使之掌握进而采纳有利于健康的行为方式。

1. 传播的概念和类型　传播是指传递、散布、交流信息（包括思想感情）的行为和过程。更具体地说，传播是一种社会性传递信息的行为，是个人之间、集体之间以及集体与个人之间交换信息的过程。根据传播的方式和内容，传播分为人际传播、大众传播、组织传播、内向传播等类型。在出生缺陷预防健康教育工作中应用最多的是人际传播和大众传播。

（1）人际传播　是指人与人之间直接的信息沟通活动，又称人际交流。这种传播活动主要通过语言来完成，也可通过非语言的方式来进行，如动作、手势、表情、信号等。人际传播的形式可分为：①个人与个人之间的传播，如交谈、访问、劝告、咨询、指导等；②个人与群体之间的传播，如授课、报告、演讲、讲座等；③群体与群体之间的传播，如会谈、座谈、讨论等。

（2）大众传播　是指特定的社会团体、组织或机构使用电子和印刷技术通过广播、电视、网络、报纸、期刊、书籍等媒介向范围广泛、为数众多的人表达和传递信息的过程。出生缺陷预防健康教育在面对社会、社区人群开展时，更需要利用大众传播的这一优势来传播出生缺陷预防知识和信息。

2. 出生缺陷健康教育中常用的传播形式

（1）大众传媒形式　即借助大众传播媒介所进行的传播形式，如编印健康教育小册子、折页、宣传单；报纸、期刊设置生殖健康专栏；在目标人群居住或活动区设立宣传栏、悬挂标语、张贴宣传画；播放与出生缺陷预防相关的专题电影、电视短片、专题广播、电视讲座等。

（2）咨询　即指健康教育人员或卫生工作者为人们解答各种出生缺陷预防问题，帮助个人避免或消除心理、生理、行为及社会上影响优生的各种因素，以达到预防出生缺陷发生的过程。是一种面对面个别谈话的基本形式，围绕受教育对象的个人需要，给其提供出生缺陷预防信息和专业技术帮助，使之选择有利于优生的观念、决策和行为。咨询的形式包括门诊咨询、随访咨询和电话咨询等形式。

（3）讲座　讲座是一个人向多数人传播信息的行为，属公众传播的范畴，如学术报告会、专题讲座、街头集市上的公众宣讲等。由于是有目的、有准备、有系统，经过认真准备而进行的口头传播，因此，论证严密、条理清楚且具有说服力。

（4）健康教育课程　在新婚学校、人口学校等开设出生缺陷预防健康教育课程，是提高育龄妇女的出生缺陷预防知识水平，增强其自我保健能力和自我调节能力的重要手段。在大、中专院校开设有关优生科学的课程，向青年学生普及优生科学知识，是进一步搞好出生缺陷预防、提高人口素质的重要出路。

（5）小组活动　即以目标人群组成的小组为单位开展的出生缺陷预防健康教育活

动，如婚前学习班、孕妇学习班等，属小群体传播的范畴。小组活动的成功，很大程度上依赖于健康教育者的组织与指导能力和技巧。

（6）培训　培训是对负有某种责任的人员进行专项内容教育和技能训练的过程。作为健康教育工作的一种特殊形式，出生缺陷预防健康教育培训是对负有出生缺陷预防健康教育和提供技术服务责任的卫生和计划生育技术服务人员及其他相关工作者进行专项教育和训练，是成功地开展更为广泛的群众性健康教育活动的重要环节。

（7）个别劝导　是健康教育工作者在健康教育工作活动中，针对受教育对象存在的健康问题，通过传播健康知识，传授有关的健康技能，劝导其改变不健康的态度、信念和行为习惯。在出生缺陷预防工作中，个别劝导是十分重要的手段。

（二）出生缺陷预防健康教育的方法

出生缺陷预防健康教育的方法种类繁多，根据不同的分类标准可划分为各种不同的类型。在出生缺陷预防健康教育工作中，必须根据工作任务和要求，因时、因地、因人制宜，正确地选择有效的教育方法，以不断提高健康教育水平和效果。

1. 根据有无特定对象和具体要求分类　可分为宣传方法和教育方法两类。

（1）宣传方法　是指没有特定对象的一种面向大众的健康教育方法。出生缺陷预防的宣传方法是根据出生缺陷的发生原因、条件、预防方法及其危害，对育龄群众及其相关人员（如父母、祖父母及其他共同生活的亲戚）、医疗技术服务人员、计划生育技术服务人员、决定政策和实施政策的领导人进行广泛宣传，以使他们了解情况，给予支持和帮助。常用的宣传形式有卫生报刊、科普读物、卫生标语、传单、广播、电视、互联网等。其主要作用是广泛传播党和国家对出生缺陷干预工作有关的方针、政策和法规，如《婚姻法》、《计划生育法》、《母婴保健法》等；宣传出生缺陷预防工作的重要意义，提高人们对出生缺陷预防的认识；宣传各种出生缺陷预防技术和业务工作的主要内容，使人们对出生缺陷预防工作有一定的了解；宣传出生缺陷预防工作的科研成果和工作经验。

（2）教育方法　教育是培养人的一种活动，凡是有目的、有计划地增进人们知识技能、身体健康，影响人的思想品德的活动，不论是有组织的或无组织的，系统的还是单向的，都属于教育。出生缺陷预防健康教育的目的，在于向人们传播出生缺陷预防知识和技能，促使人们提高对出生缺陷预防的认识，自觉进行出生缺陷预防保健，以达到预防出生缺陷发生和提高出生人口素质的目的。教育方法是出生缺陷预防健康教育中最基本的方法，可分为系统教育和个别教育两种。系统教育，是一种有计划、有目的地对特定对象所进行的一系列的专门教育，常用的形式有专题讲座、短期或定期讲授的专题培训班；个别教育是对个别人进行的教育，通常是出生缺陷预防健康教育工作者根据受教育对象的要求，进行面对面的口头交谈，开展保健指导。在实际应用中，宣传方法和教育方法很难截然分开，二者往往相互结合，交叉使用。

2. 根据教育方式的不同分类　可分为语言教育法、文字教育法、形象化教育法、电化教育法和综合性教育法 5 类。

（1）语言教育方法　是通过一定的语言来达到宣传教育目的的一种方法，其方式繁多，可因人因事灵活掌握。常用的形式有优生咨询（电话咨询、门诊咨询等）、讲演、报告、座谈（小组谈话与个别谈话）、家庭访视、问答、专题讲座及广播讲话等。

（2）文字教育方法　是通过一定的文字传播媒介和育龄群众的阅读能力来达到出生缺陷预防健康教育目的的一种方法。属于视觉教育、大众传播媒介，也是出生缺陷预防健康教育中最基本、最广泛应用的一种形式。常用的形式有出生缺陷预防标语、传单，出生缺陷预防书籍、报刊、卫生黑板报、墙报、宣传板及出生缺陷预防知识的广播、电影、电视、幻灯片、宣传画、展览等形式中的文字讲稿或文字脚本。

（3）形象化教育方法　是指利用造型艺术来创造健康教育材料，并通过人的视觉直观作用进行教育的一种方法。其方式多种多样，常用的形式有实物、标本、模型、优生宣传画、照片、挂图、示范表演等。

（4）电化教育方法　是指运用现代化的声光设备和教育信息的储存、再现技术向受传者传播出生缺陷预防信息的一种方法，是出生缺陷预防健康教育发展的方向。常用的形式有广播、电视、电影、互联网、投影仪、幻灯、录像、录音等。

（5）综合性教育方法　是将语言、文字、形象、电化教育等方法适当配合、综合应用的一种健康教育方法。既有实物、标本、模型，又有电影、录像、幻灯片，还有文艺表演、卫生科学迷宫、猜谜测验、保健知识竞赛等，深得受传者的欢迎。常用的形式有出生缺陷预防知识展览、出生缺陷预防知识竞赛、卫生科普一条街、游园会等，是出生缺陷预防健康教育中最理想的教育方法。

知识链接

中国预防出生缺陷日

2005 年 9 月 12～14 日，"第二届发展中国家出生缺陷与残疾国际大会"在北京人民大会堂隆重开幕。来自世界各国的 1500 名科学家、政府官员和公共卫生工作者聚集一堂，共同分享全世界预防出生缺陷和残疾方面的研究成果，为推动发展中国家预防出生缺陷的行动提出指导性意见。中国政府决定将 9 月 12 日定为"中国预防出生缺陷日"并建议联合国确定为"世界预防出生缺陷日"。中国与会代表与世界各国代表共同起草并发表一份"大会倡议书"，号召全世界发展中国家积极行动起来，携起手来，为了全世界妇女和儿童健康，为了全世界人类的未来而努力奋斗。

（三）出生缺陷预防健康教育的内容

出生缺陷预防健康教育的内容主要包括与优生有关的政策、法律法规、出生缺陷预防的知识和技能。健康教育工作者应针对不同时期的育龄群众的特点，及其对出生缺陷预防知识和服务的需求，选择有针对性的内容进行健康教育和行为干预。

1. 婚前健康教育　通过婚前健康教育，使准备结婚的男女学习有关健康保健及生殖健康等方面的知识，避免近亲结婚，接受婚前检查，并早期发现和矫治影响婚育的疾病，保障婚后的下一代的健康和家庭幸福。主要内容包括《婚姻法》有关禁止结婚的规定；婚前检查的意义和内容；近亲结婚的危害，患哪些疾病不能结婚和生育；未婚先孕的危害，避孕知识和方法等。

2. 孕前健康教育　是指通过有针对性的信息传播和行为干预，帮助待孕夫妇掌握出生缺陷预防知识和技能，促使待孕夫妇充分利用孕前优生健康检查，自觉采纳有利于优生的行为和生活方式，消除或减轻影响生育的危险因素，预防出生缺陷等不良妊娠。主要内容包括《计划生育法》、《母婴保健法》、《国家人口和计划生育委员会关于开展出生缺陷一级预防工作的指导意见》等法律法规和文件；出生缺陷等不良妊娠结局发生的原因、危害和预防方法；孕前优生健康检查的重要性、必要性和主要内容；社区孕前健康检查工作的主要内容及获取途径；有计划的妊娠，做好孕前准备。

3. 孕产期健康教育　主要是针对孕妇进行教育指导，提高她们孕产期保健知识水平，转变卫生观念，掌握孕产期自我监护技能和妊娠各期保健要求，注意营养，预防各种致畸因素，选择住院分娩，促进母婴身心健康。主要内容包括孕期劳动保护知识；妊娠吸烟、饮酒、滥用药物、药物成瘾及吸毒对胎儿的危害；孕妇营养缺乏的危害，孕期合理膳食；增补叶酸预防神经管缺陷的知识和技能；产前检查的重要性、必要性和主要内容；高危人群的遗传咨询及产前诊断的重要意义和内容；孕期生活卫生知识；孕妇家庭自我监护的方法；安全分娩、新生儿疾病筛查和新生儿护理知识。

三、出生缺陷干预的组织管理和技术服务

在我国，把出生缺陷干预作为计划生育的重点工作和妇幼保健工作的基本内容，并将出生缺陷干预工作的管理置于计划生育和妇幼保健管理系统之中。出生缺陷干预的各项服务活动将由各级计划生育服务机构和医疗机构承担，并充分利用现有资源，将出生缺陷与计划生育服务整合在一起，并与卫生系统密切配合，建立多层次的出生缺陷干预网络，为育龄夫妇提供优质服务。

（一）组织管理

出生缺陷干预的组织管理机构包括决策层、指导层和实施层。

1. 决策层　国家人口和计划生育委员会制定出生缺陷干预工程的战略方案和有关政策。

2. 指导层　由国家科研机构、省计划生育机构和高等院校科研机构等组成，负责出生缺陷干预工作的业务技术指导，负责干预网络内专业人员的培训，指导开展有关出生缺陷和遗传病检测、流行病学和病因学调查以及干预效果的评价等。为实施出生缺陷区域化干预，建立区域性遗传与出生缺陷预防中心，负责所覆盖区域的出生缺陷干预的指导、培训、实验室检测质量控制及开展各项研究工作。

3. 实施层　由地（市）级计划生育指导所、县（区）计划生育服务站和乡（镇、街道）计划生育服务站组成出生缺陷三级干预网络。

（二）技术服务

各级计划生育站（所）、妇幼保健机构及其他医疗卫生机构负责出生缺陷干预的技术服务，形成了综合交叉的出生缺陷三级干预网络。

1. 一级干预单位　由乡（镇、街道）计划生育和医疗卫生系统组成；其主要任务是：①宣传优生知识；②实现人群筛查；③识别高危个体。

2. 二级干预单位　由县（市、区）计划生育服务站和医院组成，其主要任务是：①出生缺陷筛查；②婚育指导、遗传咨询；③新生儿疾病筛查；④婚前保健、孕前保健、孕产期保健、新生儿保健服务；⑤病残儿医学鉴定和治疗。

3. 三级干预单位　由省（地、市）级计划生育科研所和中心医院构成，其主要任务是：①优生遗传咨询；②出生缺陷和遗传病诊断与产前诊断；③负责出生缺陷医学鉴定和一、二级干预单位转来病人的诊治；④负责一、二级干预单位人员的培训。

同步训练

A 型题

1. 下列亲属关系中属于直系血亲的是
    A. 父母与子女　　　　B. 父母和儿媳　　　　C. 叔叔和侄子
    D. 兄弟姐妹　　　　　E. 姨表兄妹

2. 下列哪些情形不可以确认婚姻无效
    A. 重婚　　　　　　　　　　　　　　B. 未到法定婚龄
    C. 婚前患有医学上认为不应当结婚的疾病　　　D. 公公和丧偶儿媳结婚
    E. 有禁止结婚的亲属关系的

3. 国家提倡和鼓励一对夫妻只生育一个孩子，鼓励公民
    A. 晚婚晚育　　　　　B. 优生优育　　　　　C. 优生晚育
    D. 优生优教　　　　　E. 适龄婚育

4. 婚前检查中的指定传染病是指
    A. 艾滋病、淋病、梅毒
    B. 性病
    C. 医学上认为影响婚育的其他疾病
    D. 《传染病防治法》规定的艾滋病、淋病、梅毒及医学上认为影响婚育的其他疾病
    E. 艾滋病及医学上认为影响婚育的其他疾病

5. 婚前医学检查的严重遗传性疾病是指
    A. 子代再发风险高的疾病
    B. 由于遗传因素丧失自主生活能力，子代再发风险高，不宜生育的疾病
    C. 神经系统疾病

  D. 有关精神病

  E. 重要脏器及生殖系统疾病

6. 一对恋人准备结婚，女方患有急性乙肝，双方就此进行咨询，下列哪项说法正确

  A. 不能结婚　　　　　B. 可以结婚　　　　　C. 暂缓结婚

  D. 婚后不能生育　　　E. 产后一定不能哺乳

7. 下列哪项是出生缺陷预防健康教育的目的

  A. 消除影响健康危险因素

  B. 预防疾病

  C. 促使育龄群众改变不利于优生的行为和生活方式，主动寻求优生技术服务

  D. 促进健康和提高生活质量

  E. 提高妇女育儿水平，促进儿童身心健康发展

8. 出生缺陷预防健康教育的主要对象是

  A. 人群　　B. 育龄群众　　C. 病人　　D. 妇女　　E. 健康人群

9. 下列属于通过大众传播进行健康教育的是

  A. 报纸开辟优生专栏　　B. 在新婚学校开设优生课程

  C. 劝导孕妇住院分娩　　D. 举办优生专题讲座

  E. 提供优生咨询服务

10. 下列哪项属于出生缺陷干预的指导层

  A. 国家人口和计划生育委员会　　B. 省级计划生育科研所

  C. 地（市）级计划生育指导所　　D. 县（区）计生指导站

  E. 乡（镇）计生服务站

B 型题

11 ~ 15 题

  A. 文字宣教法　　　　B. 语言宣教法　　　　C. 形象化宣教法

  D. 电化宣教法　　　　E. 综合宣教法

11. 播放优生专题电视片属于

12. 举办优生学知识讲座属于

13. 张贴优生宣传标语属于

14. 组织优生科普展览属于

15. 进行优生示范表演属于

实 验 指 导

实验一　人类染色体非显带核型分析

【实验目的】

1. 掌握正常人体细胞非显带染色体核型分析方法。
2. 熟悉人类染色体的形态数目和分组特征。

【实验原理】

细胞分裂中期时染色体的形态结构最短最粗，便于观察形态结构和计数。可依据人类染色体核型分析的分组特点（实验表 1-1），将人类体细胞中的 22 对常染色体和 1 对性染色体按其长度和着丝粒位置顺次编为 1~22 号，并划分为 A、B、C、D、E、F、G 七个组。非显带染色体核型分析重点依据染色体大小、着丝粒位置、有无副缢痕或者随体。

实验表 1-1　人类染色体分组及主要形态特征

组号	染色体号	大小	着丝粒位置	副缢痕	随体	可鉴别程度
A	1~3	最大	中央（1、3 号）亚中（2 号）	1 号常见	—	可鉴别
B	4~5	大	亚中	—	—	难鉴别
C	6~12、X	中等	亚中	9 号常见	—	难鉴别
D	13~15	中等	近端	—	有	难鉴别
E	16~18	较小	中央（16 号）亚中（17、18 号）	—	—	16 号可鉴别，17、18 号难鉴别
F	19~20	小	中央	—	—	难鉴别
G	21~22、Y	最小	近端	—	21、22 号有，Y 无	可鉴别

【实验用品】

显微镜、剪刀、人类体细胞非显带染色体放大照片、人染色体标本片、镊子、胶水、铅笔、橡皮、核型分析报告单。

【实验内容】

（一）非显带染色体识别特征

根据人类染色体分组及主要形态特征，掌握各染色体识别特征。

（二）非显带染色体核型分析

1. 计数　每人取 2 张人类体细胞非显带染色体放大照片（一张作对照、一张作分析剪贴）（图 1），首先计数染色体总数，确定有无染色体数目异常。

2. 分组编号　根据染色体的相对长度和着丝粒位置等形态特征，在染色体照片上，将染色体用铅笔标记分组，先找 A 组、B 组和 G 组，然后依次识别 F、D、E 组，最后辨认 C 组。

3. 剪贴　将染色体逐个剪下，依次排列于报告单中。

4. 核对调整　染色体排列后，要反复核对，如有差错。可进行调整，直到满意为止。

5. 粘贴　用牙签沾少许胶水，将染色体由大到小，按组别和序号贴于报告单上。注意染色体短臂朝上，长臂朝下，着丝粒的位置应在同一条直线上。

6. 分析结果　核型记录，先写出染色体总数，再写"，"号，最后写性染色体组成等，如：46,XY，正常男性核型。

【实验报告】

每人交一份剪贴好的正常人染色体核型分析报告。

人类非显带染色体核型分析报告单

姓名_____

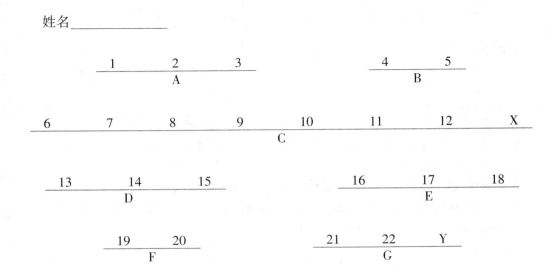

核型分析结果：

诊断者＿＿＿＿＿ ＿＿＿＿＿年＿＿＿＿＿月＿＿＿＿＿日

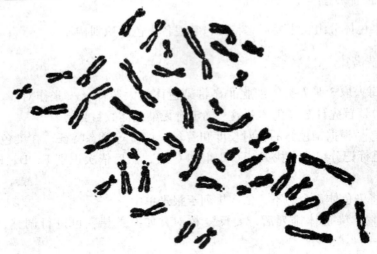

图1 人类染色体非显带标本照片

实验二 遗传病和先天畸形的调查

【调查目的】

1. 了解遗传病和先天畸形的调查程序。
2. 了解本地区遗传病和先天畸形的种类以及典型疾病的临床表现。
3. 学会系谱的绘制和分析。
4. 宣传遗传学知识，提高学生的社会活动能力和分析问题能力。

【调查对象】

当地弱智学校学生和儿童福利院患者。

【调查程序】

1. 听取学校领导或福利院负责人介绍本校或本院的基本情况。
2. 分组实地参观、调查。
3. 查阅病历资料卡，采集有关资料。
4. 分析收集到的资料，得出结论并与实际诊断相比较，指导学生评议。
5. 根据分析结果，拟定预防或治疗措施。

【调查报告】

将调查结果填写在实验表 2 – 1 ~ 实验表 2 – 4 中。

实验表 2 – 1　病历资料卡

姓名	性别	胎次	出生年月	民族	婚否	足龄

家庭地址						
初诊年月		父亲出生年月		母亲出生年月		
身高（cm）		体重（kg）		头围（cm）		胸围（cm）
指距（cm）		上部量（cm）		下部量（cm）		上部量/下部量
内眦间距		外眦间距	内眦间距/外眦间距×100% =		内眦间距/头围×100% =	

妊娠史	末次月经			
	预产期			系谱
	出生体重（kg）		出生身高（cm）	
主诉				

现状	头部（眼、鼻、口、耳、毛发）、颈部、四肢关节、皮肤、生殖器、肛门、X 线所见、其他仪器诊断、神智、智力、体态：

染色体核型		性染色质	
初诊		最后诊断	

疾病分类	A. 确认	B. 有可能	C. 可能不是	D. 不是	E. 不详
单基因病					
多基因病					
染色体病					
线粒体病					
胎儿病					
胚胎病					
围生期障碍					

实验表 2 – 2　核型分析

年　　月　　日

姓名		性别		年龄	
编号		标本来源		住院号	

1　　　2　　　3　　　　　　　　　　4　　　5
　　　　A 组　　　　　　　　　　　　　B 组

6　　　7　　　8　　　9　　　10　　　11　　　12
　　　　　　　　C 组

13　　　14　　　15　　　　　　　　16　　　17　　　18
　　　D 组　　　　　　　　　　　　E 组

19　　　20　　　　　　　　　　21　　　22
　　G 组　　　　　　　　　　F 组　　　　性染色体

	染色体核型分析									
细胞遗传学实验室诊断	染色体数	<44	45	46	47	48			多倍体	结构畸变	细胞总数
	细胞数										
	常染色体数		性染色体数								
	诊断结果：										
	实验日期：　　　　报告日期：　　　　鉴定者：										
	其他										
	实验日期：　　　　报告日期：										

实验表 2 – 3　发病风险估计

发病风险估计（单基因病、多基因病、染色体病、线粒体病）：

药物治疗和病情进展情况、手术治疗效果：

实验表 2 – 4　遗传病和先天畸形病种汇总

疾病分类	疾病名称	遗传方式	遗传度	非遗传因素	病例数	合计
单基因病						
多基因病						
胎儿病						
胚胎病						
围生期障碍						

【注意事项】

1. 正确掌握遗传病和先天畸形的异同点。

2. 对典型病例应掌握其特征，并先按照一般疾病的诊断原则进行初诊，然后再以遗传学特殊的手段诊断，如染色体检查、系谱分析、皮纹分析、基因诊断等。

3. 在取得一系列检查资料后，应结合临床已报告过的病例分析，并根据遗传学检查结果，逐一进行排除，最终确立诊断结果。

4. 对收集到的所有病例进行分类，并根据疾病类型进行发病风险的估计。

5. 要认真、细致、准确地填写上述调查表。

6. 在调查过程中，调查者要对被调查者抱以关怀和同情的态度，以取得他们的信任和理解，否则会直接影响调查结果。

实验三　优生咨询门诊见习

【见习目的】

1. 熟悉优生咨询的一般方法和基本程序。

2. 会正确填写咨询过程中的各种表格。

3. 能运用所掌握的遗传学知识给予婚姻、计划生育指导。

【见习方法】

1. 参观优生咨询门诊的环境及设施。

2. 熟悉优生咨询的基本程序：家系和以往病史询问→体格检查→初步诊断→必要的专科检查和实验室检查→确诊→估算发病风险→商讨对策、给予指导。

3. 填写咨询记录表格。

【见习报告】

将见习结果填入相关表格中（实验表 3 – 1 ~ 实验表 3 – 5）

【注意事项】

1. 在咨询过程中，必须秉承严肃认真、高度负责的工作态度，对待咨询者要热情、亲切，注意保密，把握咨询者的心理状态。

2. 对咨询者提出的问题，不要轻易地给予回答，必须对所有资料进行综合分析后，再作出判断。

3. 要充分理解和尊重咨询者，不能用具有恶性刺激性的语言形容患者的一些特征，以免损伤他们的自尊心。

4. 严格按照遗传学的知识估算发病风险，给予咨询者正确、科学的解释和说明，并坦诚地交换意见。

实验表 3 - 1 男性婚前检查登记表

编号：　　　　　　对方编号：　　　　　　检查日期：　　　年　　月　　日

姓名		性别		年龄		职业		文化程度	

工作单位		联系电话	
家庭地址		对方姓名	

血缘关系：无 表 堂 其他：

既往病史：无　心脏病　肺结核　肝脏病　泌尿生殖系疾病　糖尿病　高血压　精神病
　　　　　性病　癫痫　甲亢　腮腺炎　先天疾患：

手术史：无　有：　　　　　　其他：

现病史：无　有：

既往婚育史：无　有（丧偶，离异）　　　子女：　　人

与遗传有关的家族史：无 盲 聋 哑 精神病 先天性智力低下 先天性心脏病
　　　　　　　　　血友病　糖尿病　其他：
　　　　　　　　　患者与本人关系：

家庭近亲婚配：无　有（父母、祖父母、外祖父母）

体 格 检 查

血压：	特殊体态：无　有：
精神状态：正常　异常：	特殊面容：无　有：
智力：正常　异常（常识、判断、记忆等）	皮肤毛发：正常　异常：
五官：正常　异常：	甲状腺：正常　异常：
心率：	杂音：无　有：
肺：正常　异常：	肝：未及　可及：
四肢脊柱：正常 异常：	其他：

第二性征	喉结：有 无　　　　阴毛：正常 稀少 无	
生殖器	阴茎：正常　异常：	包皮：正常　过长　包茎
	睾丸：双侧扪及　未扪及：	附睾：双侧正常　结节（左　右）
	精索静脉曲张：无　有（部位：　程度：　）	

检查医师签名：

实验表 3-2 女性婚前检查登记表

编号：　　　　　　　　对方编号：　　　　　　　　检查日期：　　　年　月　日

姓名		性别		年龄		职业		文化程度	
工作单位					联系电话				
家庭地址					对方姓名				

血缘关系：无　表　堂　其他：

既往病史：无　心脏病　肺结核　肝脏病　泌尿生殖系疾病　糖尿病　高血压　精神病　性病　癫痫　甲亢
腮腺炎　先天疾患：

手术史：无　有：　　　　　　　　其他：

现病史：无　有：

月经史：初潮年龄：　　　　经期：　　　　量：多　中　少
痛经：无　轻　中　重　　　末次月经：　　　年　月　日

既往婚育史：无　有（丧偶，离异）　足月：　次　早产：　次　流产：　次　子女：　人

与遗传有关的家族史：无　盲　聋　哑　精神病　先天性智力低下　先天性心脏病
血友病　糖尿病　其他：
患者与本人关系：

家庭近亲婚配：无　有（父母、祖父母、外祖父母）

体 格 检 查

血压：	特殊体态：无　有：
精神状态：正常　异常：	特殊面容：无　有：
智力：正常　异常（常识、判断、记忆等）	皮肤毛发：正常　异常：
五官：正常　异常：	甲状腺：正常　异常：
心率：	杂音：无　有：
肺：正常　异常：	肝：未及　可及：
四肢脊柱：正常　异常：	其他：

第二性征	阴毛：正常　稀少　无　　　　乳房：正常　异常：	
生殖器	外阴：	分泌物：
	子宫：	附件：

检查医师签名：

实验表 3 – 3　遗传咨询登记表

编号：　　　　　所在医院及科室：　　　　　　　时间：　　　　年　　月　　日

咨询者姓名		性别		年龄		职业		文化程度	
工作单位				联系电话					

咨询问题：

病　　史：

体检情况：

医师签名：

家庭史：	诊断意见：
	染色体检查结果：
	羊水检查结果：

咨询意见：

咨询师签名：

实验表 3 – 4　遗传咨询送检申请单

编号：　　　　　住院号：　　　　　　时间：　　　　　所在医院及科室：

姓名		性别		年龄		职业		文化程度	
工作单位				联系电话					

病史记录

患者体征

患者父母姓名	年龄	职业	体征	以往病史	妊娠时间	避孕方式	流产史

患者临床生化、病理检查结果：

　　　　　医院　　　科　医师　　　　　　　　　年　　月　　日

实验表 3 – 5 遗传咨询新生儿体检登记表

填表人： 填表日期： 编号

婴儿姓名（或出生编号）		性别		日龄	

婴儿父母情况	姓名	年龄	职业	以往病史		

过去生育史	胎次	I	II	III	IV
	生产年月日				
	足月、早产、流产、死胎				
	孕期情况				
	婴儿性别				
	健康状况				

避孕情况	避孕方式及起止时间

本次妊娠情况	妊娠（　　）天；子宫大小与妊娠天数比较：相等、较大、较小；羊水多少：正常、较多、较少；胎位异常：有、无；先露异常：有、无；妊娠期间有无患病：有、无；患何种病（　　）；何时服何药（　　）；分娩日期（　　）；分娩方式（　　）；胎位（　　）；新生儿出生时情况：自然呼吸、窒息、死亡；新生儿身长（　　）、体重（　　）；其他：

出生后体征	哭声：正常、猫叫、低音、嘶哑；其他： 头部：正常、小头、三角形头、大前额、前额倾斜、矢状缝开大、无头皮、颅骨扁平、前后径缩短、满月脸、老人脸、囟门未闭、发际低；其他： 眼：正常、眉间区加宽、弓形眉、眉毛生长相连、上睑下垂、眼裂小、眼裂内斜、眼裂隙外斜、眼距宽、小眼球、无眼球、虹膜有白斑、虹膜与脉络膜缺损、眼球震颤、斜视、屈光不正；其他： 鼻：正常、鼻梁低平、鸳形鼻；其他： 耳：正常、低位、耳小、大耳竖立、耳轮畸形、耳屏畸形、耳道闭锁；其他： 口与下颌：正常、口唇宽大、缩下颌、小颌、唇裂、腭裂、舌裂、鲤鱼嘴、上腭高尖、张口吐舌、口呼吸；其他： 颈部：正常、短颈、宽颈、蹼颈、水牛颈；其他： 胸部：正常、漏斗胸、胸骨短、乳头间距宽；其他： 腹部：正常、脐疝、腹直肌分离、锁肛、内脏外翻、膀胱外翻；其他： 上肢：正常、肘外翻、通贯手、手掌短、手指短、手指细长、并指、无指、多指、反指甲、第五指短、第五指屈、握拳异常；其他： 下肢：正常、膝外翻、脚底摇椅状、足背浮肿、多趾、无趾、尖趾、并趾；其他： 尿殖系统：正常、隐睾、两性畸形；其他： 心脏：正常、杂音、房间隔缺损、室间隔缺损、动脉导管未闭、肺动脉瓣狭窄、主动脉瓣狭窄；其他： 神经系统：正常、脊柱裂、智力和运动发育障碍、肌张力亢进或低下、前脑缺、嗅脑缺、无脑；其他： X 射线：正常、脊柱前凸后凸、尺桡骨联合、十二指肠闭锁、巨结肠、微结肠、肠旋转异常、副脾、多囊肾、水肾、双角子宫、直肠阴道瘘；其他：

照片登记	检查者	日期
遗传学检查	检查者	日期
特殊检查	检查者	日期
2 个月后复查记录	检查者	日期